医学常識はウソだらけ

分子生物学が明かす「生命の法則」

図解版

物理学者
三石巌

祥伝社

医学常識はウソだらけ　図解版

まえがき

科学至上主義の三石理論

三石巌という名前を知ったのは、産経新聞で「どうぞ、お先に」という連載コラムを読んでからである。最初に読んだコラムは、本書にも説かれているビタミンCのカスケード理論だった。人によってビタミンCの必要量は1対100ぐらいの差が出るという指摘は、体験的に納得できた。

もっとも「体験的」という言葉を三石先生は嫌いであったが、一読者にすぎない私は、自分の体験や家族の体験に照らして三石理論を確かめるより仕方がない。理論を検証するのは、科学の本質的な部分である。それに私は自分の肉体を材料にして、比較的若い時からいろいろな健康論、栄養論を検証してきているので、食事や健康法にも個人差が大きいらしいことがよく解る。

それで私も家族も、三石理論の実践者になった。私は納得しないうちは実践できないタチだから、三石先生の本を何冊か精読、再読、再々読し、十分納得してから実践に入ったのである。

また三石先生が実際に講演なさるのを聴きに行って、当時93歳の三石先生が、メモも見ずにウィトゲンシュタイン――この人の言語哲学は、ドイツ留学時代にゼミナールで読まされたことがあった――の引用から始まり、丸1時間、実に立派なお話をなさったのに感銘し、私が座長をやっている小さな研究会にもお出で願ってお話をしていただいたこともあった。話を終えられた後、三石先生は誰の介添えも必要なく、のっしのっしと歩かれたのである。

このような姿を見れば、三石理論を実践したくなるのも当然であろう。私は、そもそも体に不調なところがなかったので、三石理論のヒトフードがどのような効果があるのか解らない。食事に三石理論を採り入れる前も後も、私は健康だからである。しかし、家内の場合は卓効があったと信じている。

三石理論を読むと、それが科学至上主義の唯物論であることが解る。

その昔、デカルトに発した人体の機械論は、ラ・メトリィの人間機械論まで至り、人間の精神現象も神経系の物質的変化によるものとする唯物論に至った。哲学では唯物論者は比較的少ないと思うが、人体に関する自然科学はデカルト＝ラ・メトリィの線で発展したことに間違いない。

ところが最近はオカルトの風潮が強く、科学的思考への尊敬が衰退気味だと言われている。この時に当たって、三石先生が敢然とデカルトやラ・メトリィのような信念を持って、「分子栄養学」を提唱されたことに感謝し、その業績を高くたたえたい。

人体を一つの物理化学反応体系として、徹底的に考察せずして、真の栄養学は生まれないであろう。私は唯物論者ではないが、唯物論的にも考えることのできない人は科学者でないと思っている。

近代医学が手を上げた難病の患者さんたちが、三石理論により健康を取り戻した例も多いと聞いている。こういったケースを医学の目で、再度、謙虚に検証することも今後の大きな課題であろう。

医学常識の迷妄を打破する画期的な業績

ところで、三石理論の一つの特色は活性酸素の重視である。活性酸素こそはガンの元であり、老化の元である、という指摘は正しいであろう。人間の摂り入れる酸素の2パーセントぐらいが活性酸素になり、それが細胞を傷めることになるから、40歳以上の人のジョギングは危険であるという指摘も正しいであろう（私も前に出した本の中で、「ジョギングすると調子が悪くなる」という私自身が体験したことの観察を書いたことがある。有名なジョギング提唱者たちが何人も、ジョギングの途中で死亡する事故が生じたのは、それから数年後のことであった）。

なるほど、酸素もまた人間存在にとって〝諸刃の剣〟である。しかし、活性酸素の話を一方的に主張すると、酸素の重要性が見えなくなる恐れがあるのではないだろうか。酸欠になれば数分以内に人間の脳に確実にダメになり死亡するに至る。三石理論の中に呼吸法など酸素の摂取についての方法論が展開されておればよりありがたかったと私は思う。

とはいえ、これまでの医学常識とか健康常識の迷妄を打破し、分子生物学に基づく真の医学的アプローチによる「健康への道」を拓かれた三石先生の業績は画期的《エポック・メーキング》である。不勉強な医師たちのマニュアル治療を徹底的に論破してくださった。

私が今、鶏卵を安心して食べられるのも、塩分摂取に過敏にならずに済むのも、甘いお菓子を楽しめるのも、三石先生のおかげである。ヒトフードとメガビタミン主義は、私の家族の食生活の基本をなしている。そして先生の死後に出される本書は、三石理論の最も重要なところを、最も網羅的に、かつ解り易く説いていると思う。
長寿で知的活動を目指す人々の必見の書としておすすめする次第である。

渡部昇一

医学常識はウソだらけ　図解版――目次

第1章「医学常識」はウソだらけ……31

第3章 「健康常識」もウソだらけ……155

装丁　森田直、積田野麦
（FROG KING STUDIO）
図版　J－ART＋堀田真澄

序章

「医学」は「科学」にあらず

95歳にして50代の筋肉レベル

毎年、暮れから正月にかけて恒例行事としてスキーを楽しむようになってから、もう20年近くになります。私は今年（１９９７年）で95歳になりました。95歳のスキーヤーなんて、そう滅多にお目にかかれるものではありません。そんな高齢でスキーをするなんて無謀だ、と思う人もいることでしょう。

しかし、ご心配には及びません。私は腰を痛めることも、転んで骨折することもなく、若い人たちと一緒に平気でゲレンデを滑り降りています。そういえば昨年、94歳を過ぎたころ、ある大学の保健体育の教授に「あなたの筋肉は50代のレベルですよ」と驚かれたこともありました。

この年齢でそれだけの健康を維持しているとなると、よほど腕の立つ医者の世話になっている、と思う人もいるかもしれませんね。しかし、それはまったくの誤解です。

むしろ、私ほど医者の世話にならない高齢者も珍しいと思います。

だからといって、病気にならないという意味ではありません。事実、私は何年も前から

95歳でもスキーと水泳を楽しめた理由は？

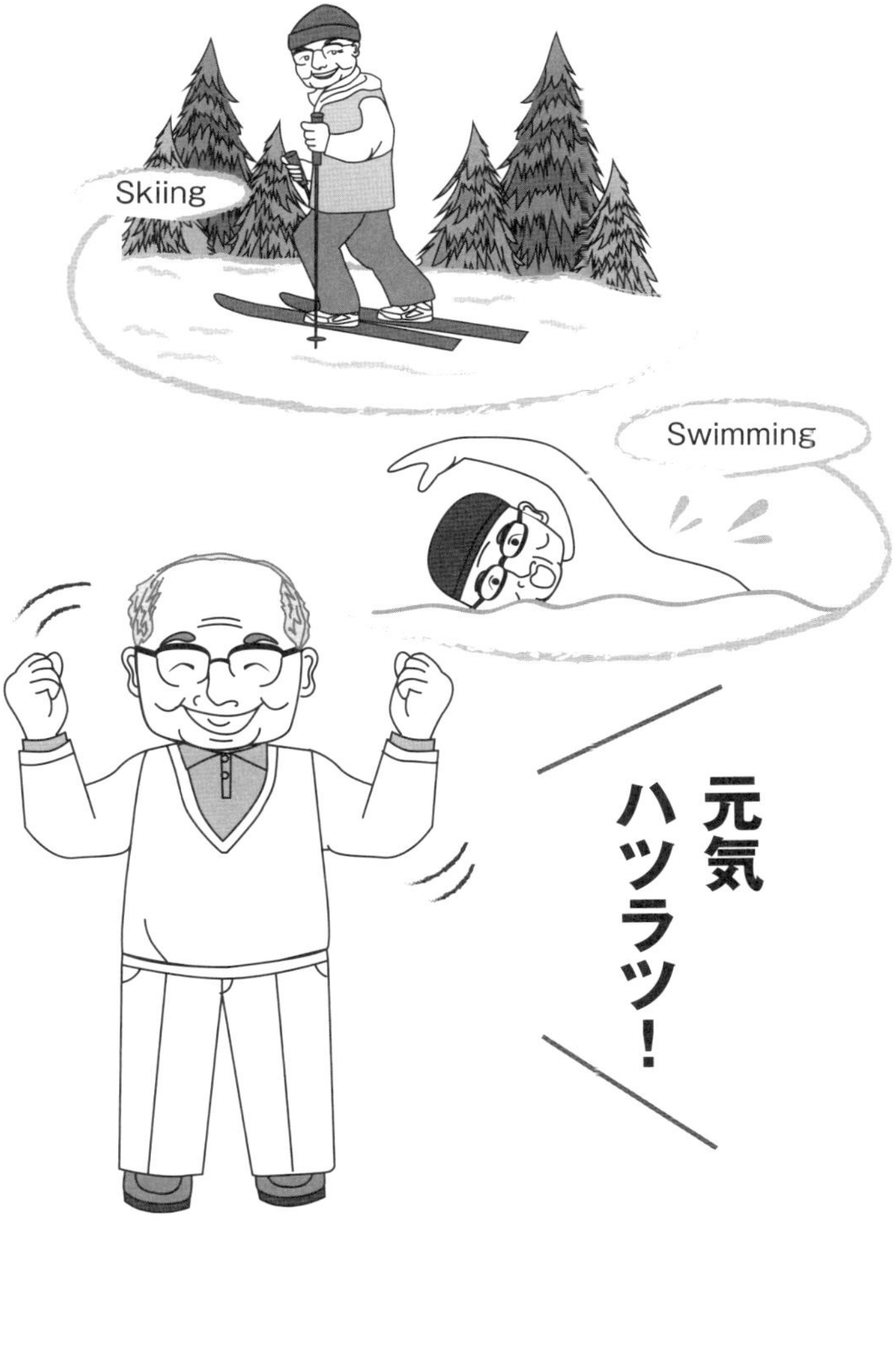

かなり重症の糖尿病を抱えています。

病院に行けば、「カロリー制限をしろ」「甘いものは控えなさい」「運動をしましょう」などと、糖尿病治療の「医学常識」を押しつけられるに決まっています。

私はそんな「常識」をいっさい無視して暮らしています。

糖尿病が怖いのは、腎機能の低下や網膜症などの合併症だとすれば、私はこれまで何ひとつ合併症を起こしていません。つまり、少しも糖尿病で苦しんでいないことになります。

なぜ、医者が口にする「医学常識」を無視しているのに、95歳の私がいたって健康でいられるのか。答えは簡単です。医者の持っている知識が間違っていて、私が正しい知識に基づいた生活を送っているからです。

医者にかからないからといって、健康管理をおろそかにしているわけではありません。科学者として、理論的に正しいと信じる方法で、健康を自主管理しているのです。

私の方法と医者が信じている「医学常識」とのあいだには、あまりにも一致しない点が多いから私は医者にかからないし、医者の世話にならなくても夏は水泳、冬はスキーを楽しむほどの健康を保っていられるのです。

分子栄養学で失明を避けられた

私が医者を信用しなくなったのは、ちょうど還暦の年（１９６１年）に目を患ったことがきっかけです。

ひどく目がかすむので大学病院の眼科へ行ったところ、そこの主任教授に「白内障で、2〜3年もすれば見えなくなるでしょう」と断言されました。

その教授は、「見えなくなったら、また来てください」と気の毒そうに言うだけで、治療しようとはしませんでした。もちろん、彼が冷酷な人間だったわけではありません。当時の医学が、私の白内障を治す術《すべ》を持っていなかったということです。

しかし、医者にそう言われたからといって、黙って目が見えなくなるのを待っていられるわけがありません。私は、自力で治してやろうと決意しました。

科学者としての私の専門は物理学ですが、理論的な思考によって立てた仮説を実証するという手続きは、あらゆる学問に共通するものです。医者が目を向けない角度からアプローチして勉強すれば、人体の仕組みについて従来とは異なる結論が導き出せるかもしれない——私はそう信じたのです。

そして私は、「栄養」に着目しました。あらゆる生物は、外部から栄養を補給することによって生命を保っています。障害が起きるのは、摂取している栄養に問題があるからに違いない、そう考えました。

文献によれば、白内障の原因はビタミンCの不足だとあります。私が白内障になったのは、私の眼球が他の人より余計にビタミンCを必要としているからではないだろうか。それが不足していたから、眼球がダメージを受けたのではないだろうか。だとすると、これから浴びるほどビタミンCを摂取していけば、完璧には治癒《ちゆ》しなくても、白内障の進行を食いとめ、少なくとも、完全な失明は避けられる可能性が高いのではないだろうか。

この仮説にしたがって、私は自らの手でビタミンCを注射しはじめました。

その結果、私は今もスキーをやりますし、こうして原稿も執筆しています。これまでに刊行された著作は300点を超しますが、その大半は還暦を過ぎてから書いたものです。気が向けば、細かい譜面を見ながら自室に備えつけたパイプ・オルガンを演奏したりもします。「2～3年で見えなくなる」はずだった私の目は、それから35年たっても本来の役目を立派に果たしているのです。

障害が起きるのは、摂取している栄養に問題がある

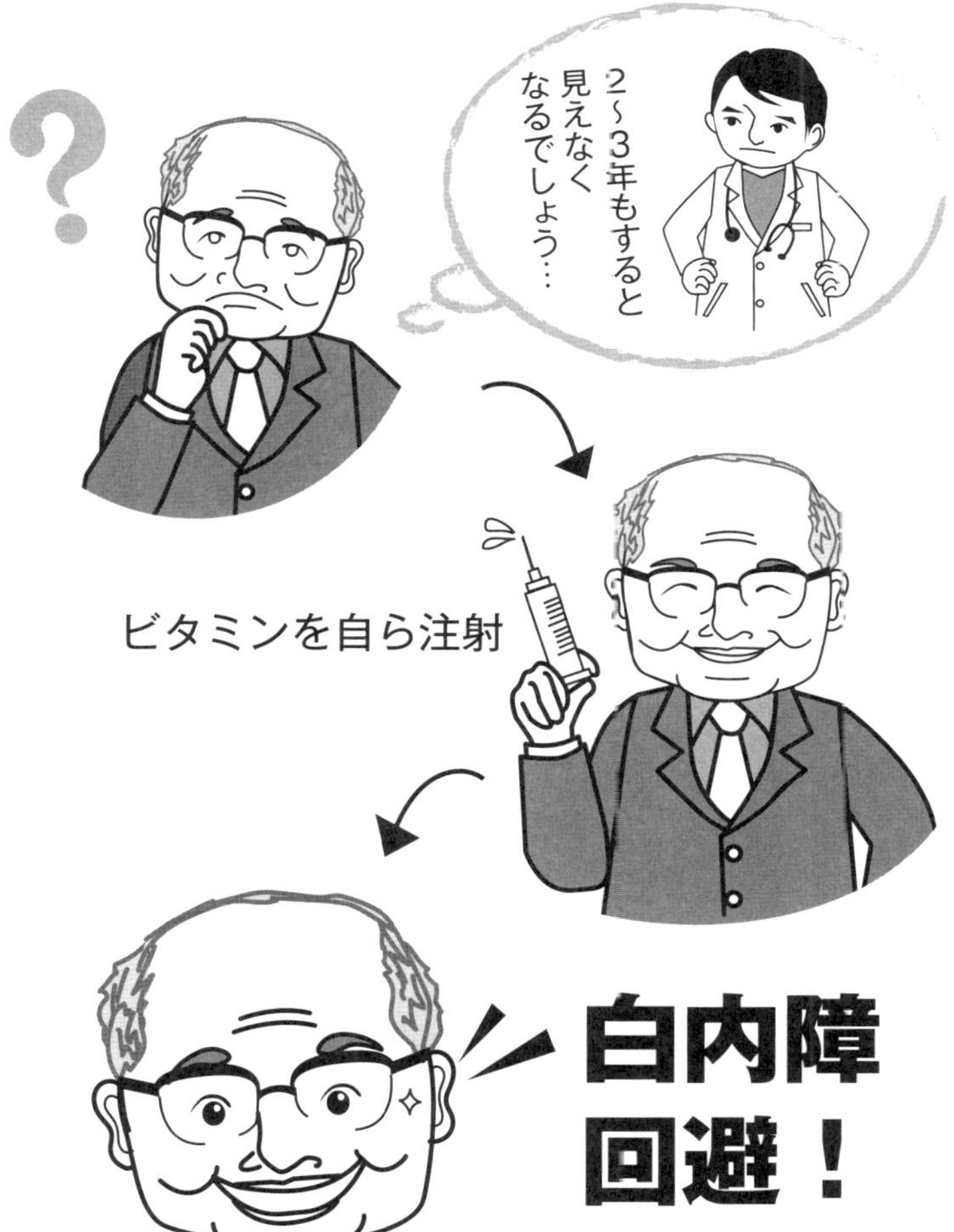

「医学常識」は「科学の非常識」

かつては世の中に、医者ほど人から信頼と尊敬を得ている職業はありませんでした。

しかし、最近は、大病院で頻発する医療過誤、薬漬けの延命治療……、こういった不愉快な話題が耳に届くにつれ、医者不信を募らせる人も多いことでしょう。

多くの医者は、彼らのあいだで「常識」となっているマニュアルどおりに治療を行なうだけです。ある治療法がひとたび「医学常識」として定着してしまうと、誰もそれを疑おうとしなくなります。科学は日進月歩で進歩しているにもかかわらず、医者は自分たちの「医学常識」が一転して「非常識」になるとは少しも思っていないのです。

これは、本書を通じておいおい説明しますが、そもそも医学という学問は科学ではありません。科学であるためには「検証の精神」が不可欠です。「検証」とは仮説を実証する科学的手続きのことですが、医学は人間の生命に関わる分野なので、昔からこの「検証」という手続きが曖昧《あいまい》のままに放置されてきたのです。

私の健康管理学は栄養を重視していますが、それは生命のメカニズム解明の道を拓《ひら》いた

分子生物学が私の健康管理学の基本

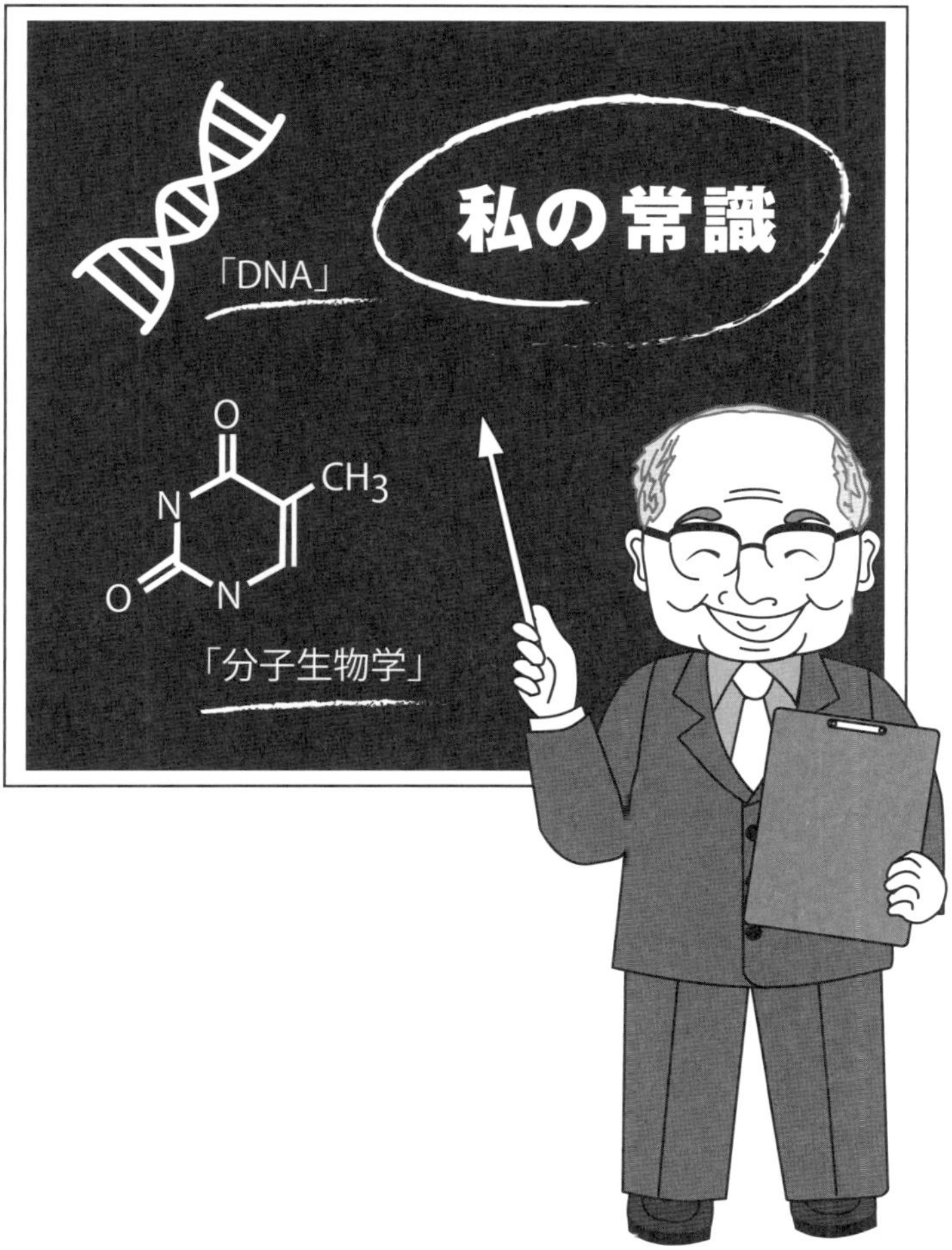

「分子生物学」を知ったことが出発点になっています。

分子生物学は、遺伝子生物学のことです。この20世紀後半における科学上最大の成果といわれる「遺伝子の実体」が明らかにされたのは1953年、学問として成立したのは1958年のことでした。イギリスの物理学者・クリックとアメリカの生物学者・ワトソンによって、DNAの構造が解明され、それまでは生命を支配する特別な法則があるとされていたものが、実は物理学などの科学の法則で、一切の説明ができるようになったのです。その成果を活かすことによって、私の栄養学は「分子栄養学」という形に進化していきました。

ところが医者の多くは、分子生物学など少しも勉強していません。そもそも、栄養と病気の関係について真剣に取り組んでいる医者がどれだけいるのでしょうか。

医学は医学で膨大な知識を身につけなければいけませんから、他の学問にまで手が回らないというのも、わからないではありません。

分子生物学は比較的新しい学問ですが、それでも理解するためには膨大な勉強量が必要です。毎日、大勢の患者に必死で対応している現場の苦労を考えれば、一人ひとりの医者を責めるのは酷なことかもしれません。

「医原病」の恐怖

現在の医学界全体が問題を抱えています。医学教育のシステム全体に見直すべき点が多いですし、何よりも、他の学問に対してきわめて閉鎖的な医学界の体質を変えなければなりません。

一方で、製薬会社や医療機器メーカーと結託して私腹を肥やしている医者もいます。患者の命や健康を守ることより、自分たちの利権を守ることを最優先に考えているのです。

患者に無闇やたらと薬を出す医者も、似たような体質を持っているといえるでしょう。医療費の大半が健康保険で賄《まかな》われていることを考えれば、効きもしない薬を出す医者を野放しにしておくのは、国家的な損失だといえます。

いずれにしても、そんな医者に自分の体を委《ゆだ》ねていたのでは、治る病気も治らなくなってしまいます。それどころか、不勉強な医者にかかったために、かえって深刻な病状に悩みつづけている患者も多いのです。これを私は「医原病」――医学の無知によってひき起こされる病気――と呼んでいます。

医原病の怖さ

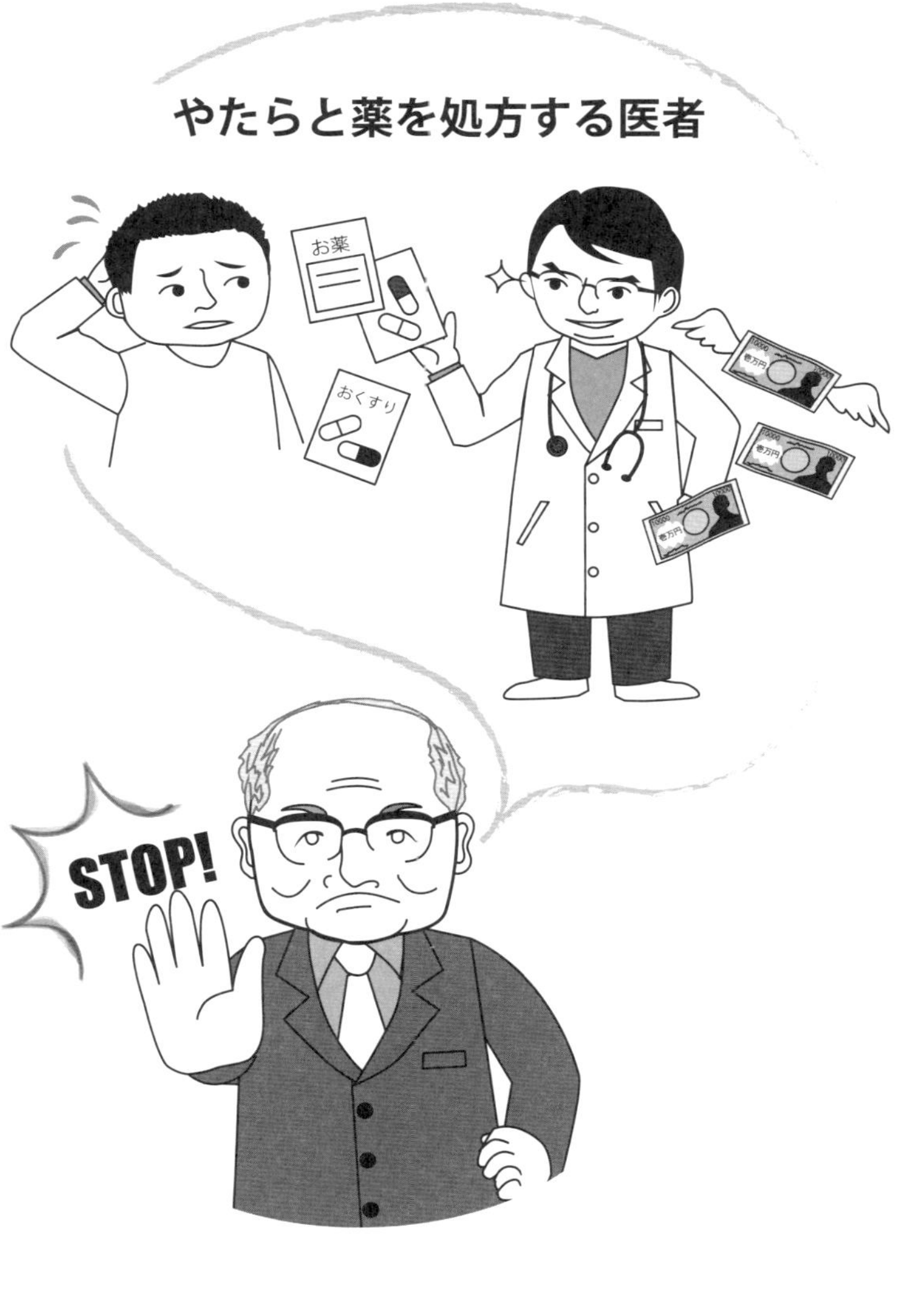
やたらと薬を処方する医者
お薬
おくすり
STOP!

医者要らずで生涯現役

私は、医学や医者を無条件に信じることはやめたほうがいいと確信しています。私のように、自分の健康は自分自身で管理するしか手はないのです。

そのために何よりも必要なのは、正しい知識です。本書では、「医学常識のウソ」をひとつひとつ指摘しながら、健康の自主管理に役立つ知識や考え方を提示していこうと思います。医者から仕入れた「常識」によって頭が固くなっている読者の多くは、私の話が信じられないかもしれません。人間の頭にこびりついた「常識」をはぎ取るのが容易でないことは、私にもわかっています。

しかし、これだけは忘れないでいただきたいのです。

私は自分の理論にしたがって栄養を摂り、医者の手を煩《わずら》わせることなく、この歳まで健康を維持してきました。しつこいようですが、スキーもやれば執筆活動や講演もこなします。

95歳の今も「現役選手」なのです。何歳になろうが、正しい健康管理を行なっていれ

医者を無条件に信じてはダメ

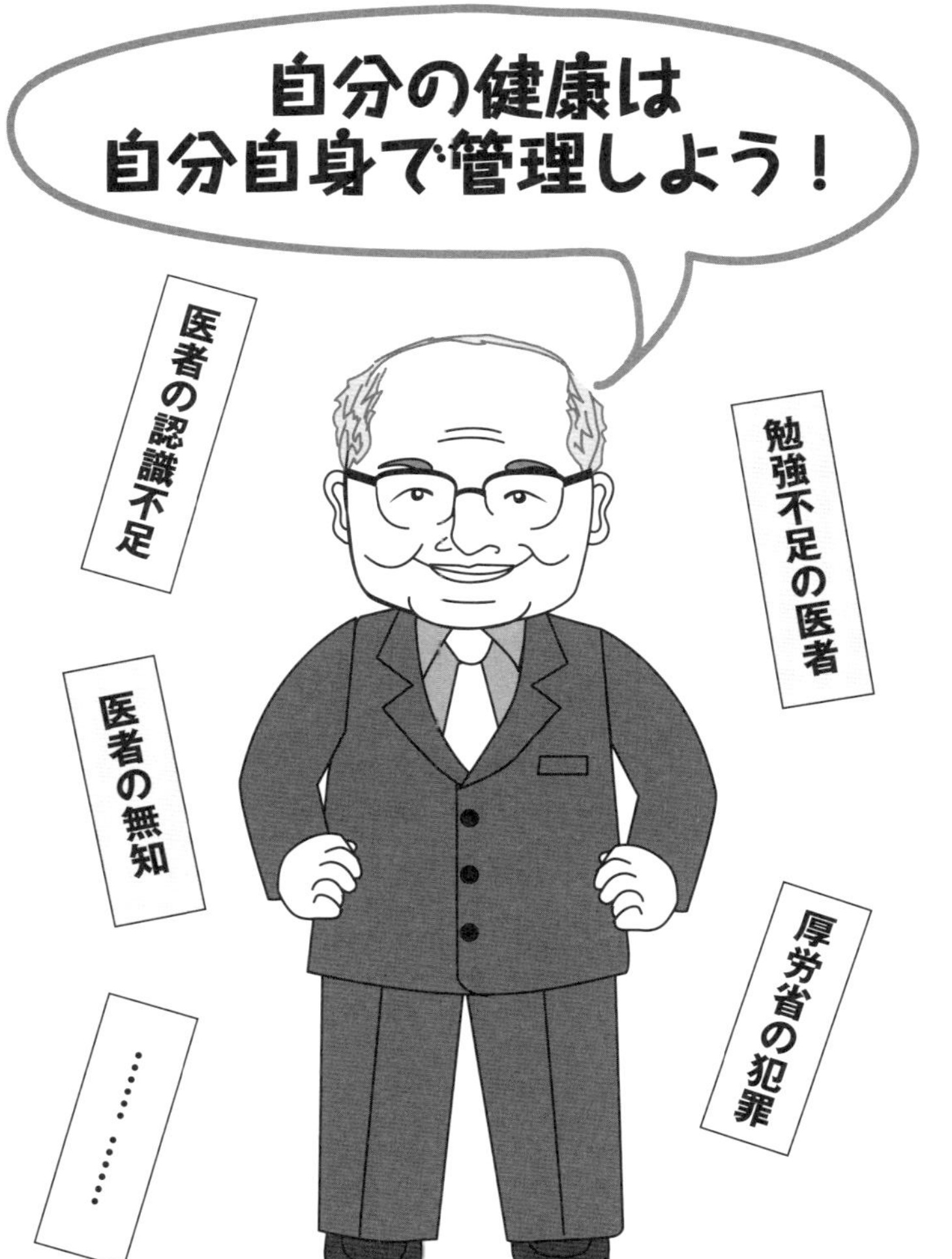
自分の健康は
自分自身で管理しよう！
勉強不足の医者
厚労省の犯罪
医者の認識不足
医者の無知
……
……

ば現役でいられる。私自身の体が、私の理論が間違っていないことを示す何よりの証拠です。

第1章

「医学常識」はウソだらけ

「食塩を摂りすぎると高血圧になる」のウソ

「高血圧と食塩摂取量とのあいだにはほとんど因果関係がない」と言ったら、驚かれる読者が多いと思います。むしろ、信じない人の方が多いかもしれませんね。

実際、高血圧の患者に対して、たいていの医者が「塩分を減らしてください」と指示しています。

たしかに、食塩の過剰摂取が原因で高血圧になる人はいます。ただし、それが原因になっているケースは、高血圧患者100人のうちたった1人か2人という割合です。明らかに、少数派です。食塩に含まれるナトリウムは、体内に水分を保持させる働きをしています。その濃度が高くなると体液が増え、その結果、血管を通る血液の量も増えて血圧が高くなるというのは事実です。しかし、高血圧の原因はそれだけではありません。

にもかかわらず、医者は、すべての高血圧患者に減塩を指示します。しかし、そのマニュアルが有効な患者は全体の1～2パーセントにすぎないのです。残りの98～99パーセントには効果がないどころか、逆に必要な塩分が不足して健康を損ねてしまう恐れまであります。こんな愚かなマニュアルが「常識」として〝日本の医師全般〟に通用しているから、私は医者を信用できないでいるのです。

それにしても、これほど間違いが明白な治療法が、なぜ「医学常識」となってしまったのでしょう。

その疑問を解くヒントは、「疫学」という学問にあります。

疫学は地域や職域などを限定して、年齢、学歴、食生活、生活習慣、職業などの違いによって、病気の発生率にどういう分布の違いがあるかを調べます。統計から病気の原因を考えるわけです。

しかし、この手法には大きな落とし穴があります。ある病気が特定のグループに多く見られるからといって、そこに確実な因果関係があるとは限りません。統計的なデータというのは、見方によって引き出される結論が違ってきます。しかも、研究者は統計から何か結論を引き出そうという思いが強いため、自分の仮説を支えてくれる都合のいいデータだけを採用し、都合の悪いものを無視することが珍しくありません。したがって、疫学調査だけで病気の原因を確定することはできないのです。科学的な実験による裏付けがなければ、仮説はどこまでいっても仮説です。

高血圧に関する「食塩原因説」は、疫学によって導き出されたものです。

この説の有力な根拠として引用されたのが、日本の東北地方で高血圧が多いという調査結果です。これまでの栄養学者の見解によると、食塩の摂取量は1日10グラム以下が望ましいということですが、東北地方のその県では、一人あたりの食塩摂取量がそれよりもかなり多い。そこで、食塩が高血圧を起こす犯人にされてしまったわけです。

食塩の平均摂取量が多い地域で高血圧が多いという統計があれば、とりあえず食塩と高血圧を結びつける仮説は成立するでしょう。しかし、それだけで結論を出すのはあまりに性急すぎます。実際、このときの調査では「食塩原因説」と矛盾する事実も出ていたそうです。個別に調べてみると、食塩の摂取量が少ないのに血圧が高い人もいれば、食塩摂取量が多いのに血圧が低い人もいました。一人ひとりの個体差から目を逸《そ》らしがちになるのも、疫学の抱える大きな問題点の一つです。

高血圧と食塩摂取量のあいだには ほとんど因果関係がない

食塩ベスト5	1	2	3	4	5
	岩手	長野	山形	埼玉	山梨

※平成24年国民栄養調査報告より作成

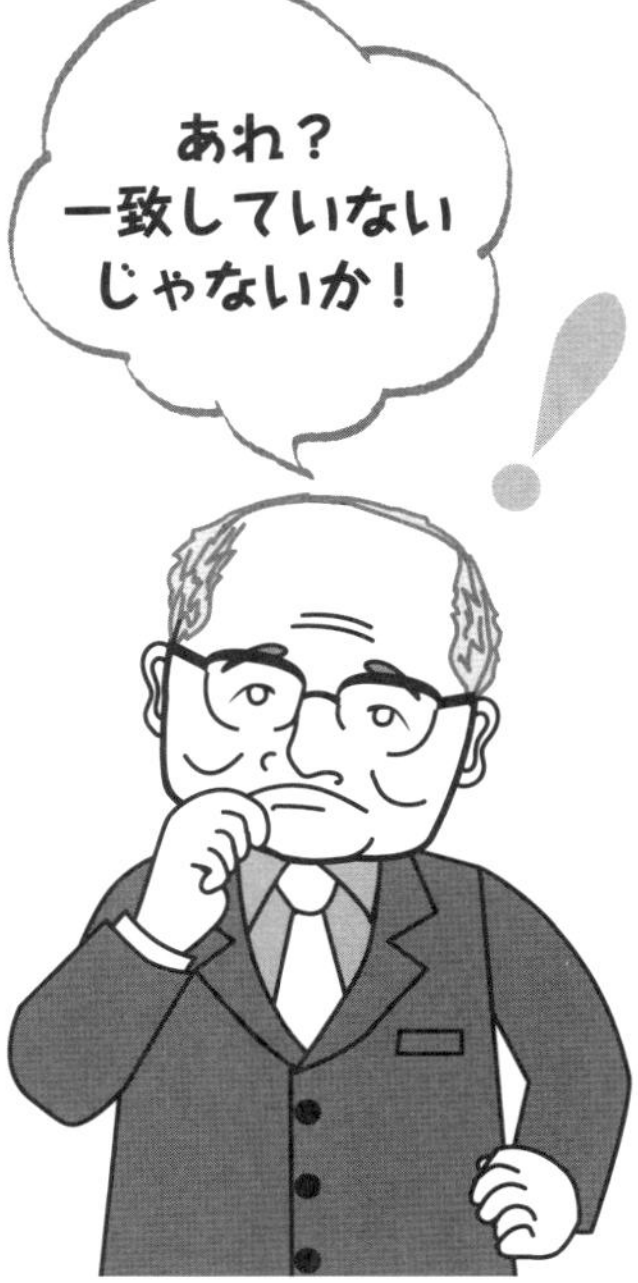

10万人あたりの高血圧患者数ベスト5	
1	山梨
2	島根
3	青森
4	長崎
5	熊本

※神奈川県HPより

リンゴの生産地で高血圧が少ない理由

同じ東北地方でも、リンゴの生産地では高血圧が少なかった、というデータもあります。こうした事実は研究者にとって都合が悪いため、「例外」として切り捨てられました。

しかし、リンゴをたくさん食べている人が高血圧になりにくいことは、栄養学的にも裏付けられています。血圧を平常に保つためには、食塩により摂取されるナトリウムと、カリウムというミネラルの比率が重要です。健康な体内にあるナトリウムのカリウムに対する比率は０・６ですから、食物から摂取されるナトリウムとカリウムの比も、ほぼこの数値に近いことが望ましいわけです。カリウムはリンゴ、メロン、スイカ、バナナといった果物や野菜などに多く含まれています。食塩を平均より多く摂取するといわれる地域でも、リンゴを日常的によく食べる地域で高血圧が少なかったのは、これで説明がつきます。したがって、高血圧の一つの原因は、食塩の過剰摂取ではなく、カリウムの不足といったほうが正しいわけです。ナトリウムやカリウムの過剰分は腎臓から尿へ捨てられますが、この排出機能が低い人の場合、体液の濃度が高くなってしまうのです。

食塩をたくさんとっていても、カリウムもたくさんとれば問題ない

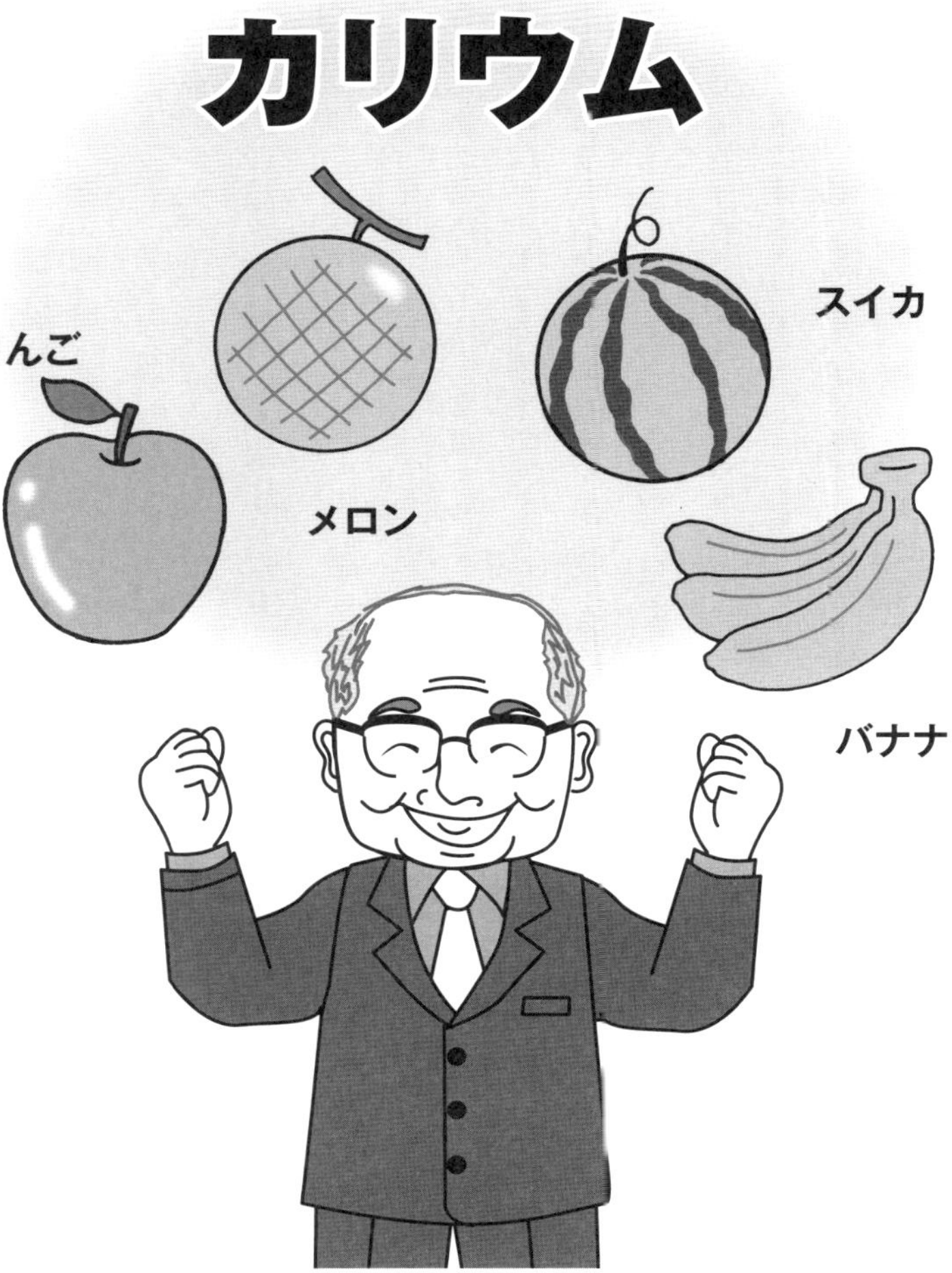

高血圧には、まず良質のタンパクが不可欠

血圧とは血流が動脈壁に及ぼす圧力のことです。動脈が収縮して内径が狭くなれば、血圧は高くなり、収縮を続けると高血圧になります。日本人の高血圧症の9割以上を占める「本態性高血圧」の原因はこれです。

このような場合、血圧のコントロールにはカルシウムとマグネシウムの摂取比も大切です。動脈の収縮にカルシウム、弛緩《しかん》にマグネシウムが関わっているからです。

マグネシウムは、ナトリウムやカルシウムを細胞の外へ出したり、縮んだ筋肉を緩めたりする働きがあり、高血圧や不整脈を予防することがわかっています。

マグネシウムはカルシウムの2分の1以上を毎日摂ることが望ましいのです。ちなみに、カルシウムは牛乳や小魚、海藻《かいそう》などに、マグネシウムは海藻、日本そば、ゴマや豆類、ココアなどに豊富に含まれています。

さらに、高血圧は血管の弾力性の問題もからんでくるので、血管を作る材料として良質タンパクをきちんと摂取しなければいけません。事実、遺伝的にかならず高血圧になるは

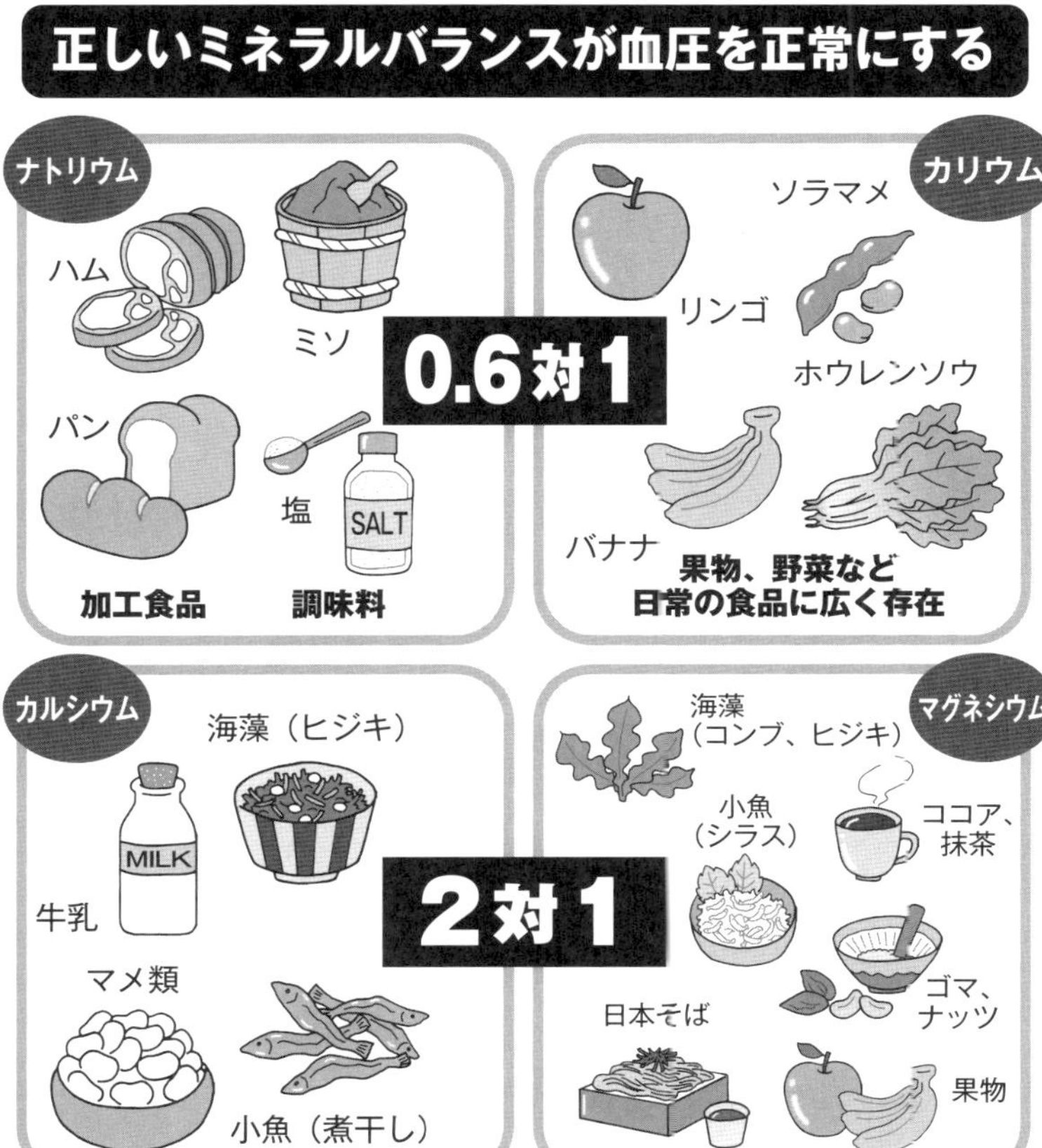

食塩より摂取されるナトリウムに対して、カリウムを 2 倍弱の量ほど摂っていれば血圧は正常に保たれる。

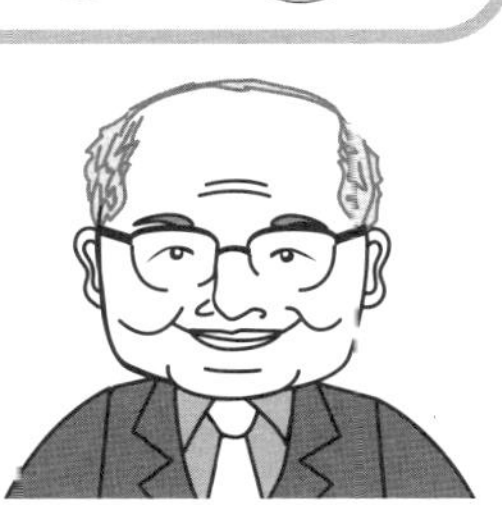

ずのネズミに、良質タンパク、カルシウム、マグネシウム、カリウムを大量に摂取させたところ、寿命を全うするまで高血圧にならなかったという実験結果もあります。

ところがこうした研究成果に、なぜか医者は目を向けようとしません。こういう実験があることすら知らないのかもしれません。いつまでたっても、「塩分を控えなさい」の一点張りです。しかし、ナトリウムは体液の量を調節し、体の構成単位である細胞のかたちを維持します。また、栄養の吸収や腎臓で尿を作る仕事にも欠かせません。さらに、ナトリウムが不足すると体の機能を統合して調整する神経系がダメージを受けます。

というわけで、血圧を下げたいからといって、塩分の摂りすぎを気にする必要はありません。塩分の余剰分は腎臓から排出できる栄養条件を整えてやればよいのです。そのためには、何よりもまずタンパク質を十分に摂取することです。さらにマグネシウムやカリウムも摂ってもらいたいのです。

高血圧にかぎらず、良質のタンパクはさまざまな病気の予防に欠かせないものです。また、摂取したタンパク質を有効に使うためにはビタミンも大量に必要になります。その仕組みについては、第2章で詳述することにしますが、いずれにしても、そういった栄養に関する知識が、今の医者には決定的に欠けているのです。

血圧降下剤は血栓をひき起こす

高血圧に対する医者の対応は、減塩の指示だけではありません。患者には血圧降下剤が与えられます。こちらも、私の答えはノーです。

薬といえば、心配なのは副作用です。仮にその薬に症状を和らげる効果があったとしても、それによって別の病気がひき起こされたのでは意味がありません。

ひとくちに血圧降下剤といっても、いくつか種類があります。日本で多く使用されているのは利尿剤です。血圧が高くなるのは、血管を通る血液の量が多すぎるためです。ですから、手っとり早く血圧を下げるには体内の水分を外に出して血液量を減らせばいいわけです。だから利尿剤によって尿(=水分)の排泄《はいせつ》量を増やしてやろうという姑息《こそく》な手段が用いられるのです。

尿をたくさん出せば、たしかに血液中の水分は減ります。しかし、血液は水分だけで成り立っているわけではありません。その中に、さまざまな物質が含まれています。

しかし、利尿剤によって減るのは水分だけです。煮詰まった味噌汁みたいなもので、血液の質が変わってしまう。濃度が高くなっている分、利尿剤を服用する前よりも血液の粘り気が増してゆくのです。

血液は、粘度が高いほど血栓《けっせん》を起こしやすくなります。利尿剤の副作用として脳血栓を起こすケースが多いのは、そのためです。脳血栓で倒れるぐらいなら、誰だって血圧が高いほうがマシだと思うに違いありません。「木を見て森を見ず」という言葉がありますが、安易に利尿剤を与える医者は、高血圧だけを見て患者の体全体を見ていないのです。

そもそも、問題の本質はカルシウムの摂取量です。すでに述べたように、血圧をコントロールするためにはカルシウムとマグネシウムの比率を適正に保つことが大切です。食品から摂取する栄養をきちんと管理していれば、薬に頼る必要はまったくないのです。

ところが多くの医者が、副作用について少しも説明することなく、ひたすら血圧降下剤を服用することを患者に要求します。一生、薬を飲みつづけなければいけないと思い込んでいる高血圧患者も多いのです。

しかし私に相談し、自分で栄養をコントロールすることによって、血圧降下剤の量を減らすことに成功した人が何人もいます。医者の言うことを鵜呑みにしていると、いつまでも副作用の危険から逃《のが》れられないのです。

血圧降下剤は血栓を起こす

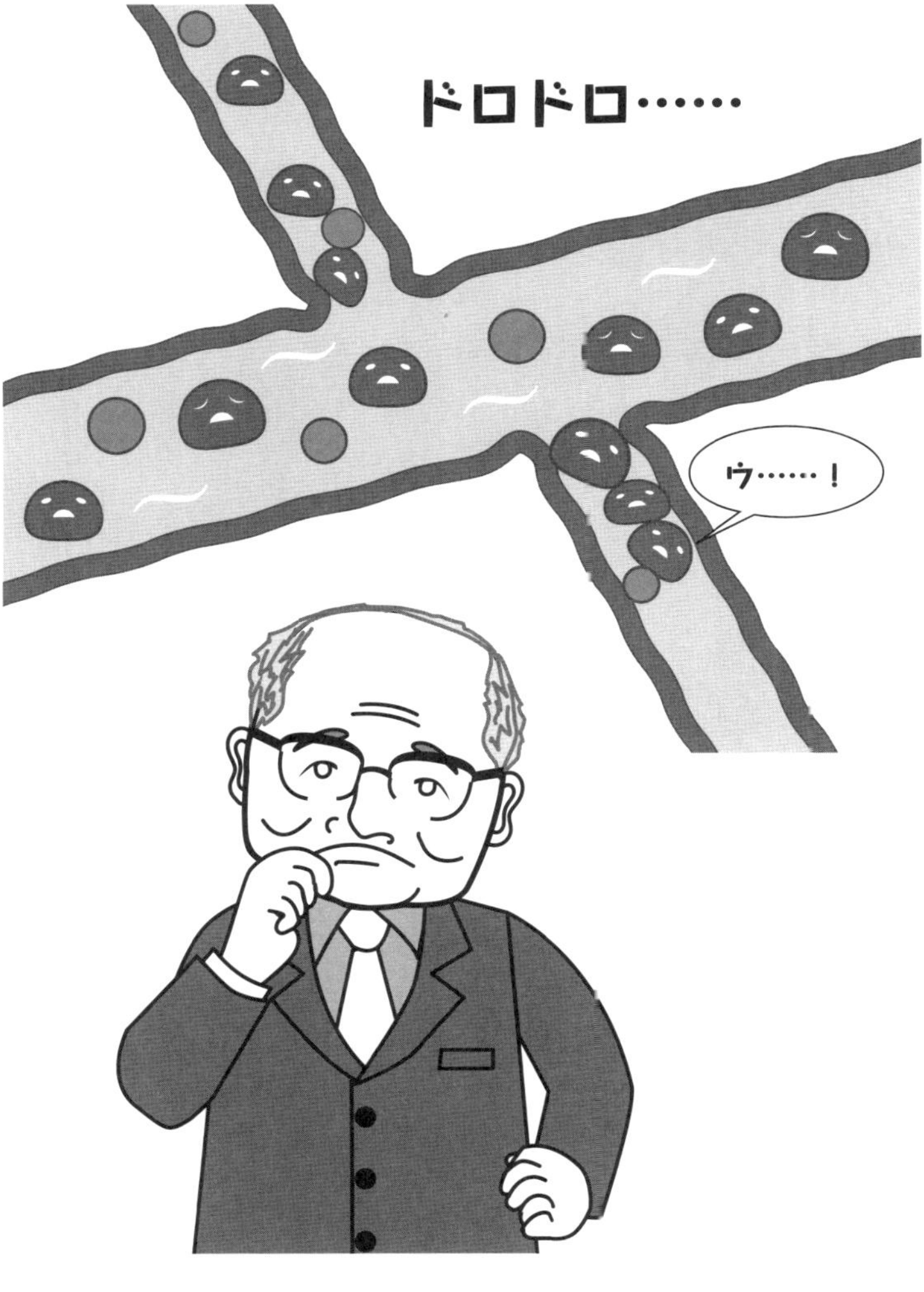

コレステロールは、本来〝健康の味方〟である

中年を過ぎた人が健康診断や人間ドックで気にするのは、おそらくコレステロール値でしょう。この物質は世間から目の敵《かたき》にされています。

ほとんどの医者は、なぜコレステロール値が成人病に結びつくのか、きちんと説明してくれません。そのため、ほとんどの人は、「コレステロール値が高いと成人病になりやすい――「食事制限をしなさい」「コレステロール降下剤を飲んでください」という指示に素直にしたがっているにすぎません。

しかし、コレステロールが直接、成人病をひき起こすわけではありません。それどころか、コレステロールは体にとって必要不可欠な物質なのです。これがなければ、私たちは健康な肉体を維持することができません。

人間を含めたあらゆる生物は、小さな細胞が集まってできています。たとえば、皮膚の細胞は約4週間で代謝回転するように、細胞は常に新しいものに作り替えられています。その材料となるものをいつも用意しておかなければいけません。それを私たちは食べ物か

コレステロールは健康の味方

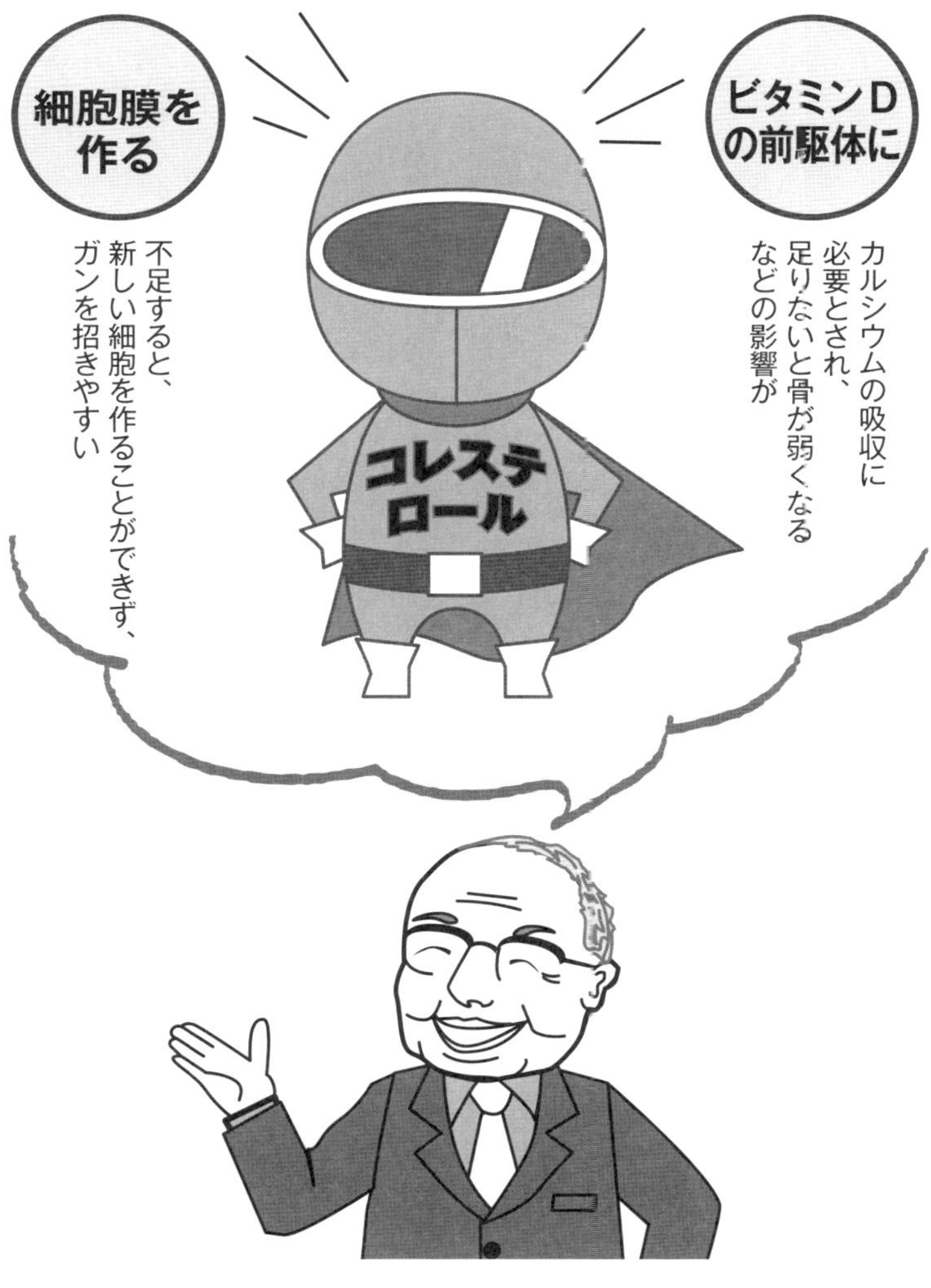
細胞膜を作る
不足すると、新しい細胞を作ることができず、ガンを招きやすい
ビタミンDの前駆体に
カルシウムの吸収に必要とされ、足りないと骨が弱くなるなどの影響が
コレステロール

ら摂取したり、体内で作り出したりしています。

脂質の一種であるコレステロールも、細胞を作るときに必要な材料の一つです。すべての細胞は細胞膜に包まれています。その細胞膜を作る成分として、コレステロールはきわめて重要な存在なのです。この材料が不足していると、新しい細胞を正しく作ることができなくなってしまいます。コレステロール不足がガンを招きやすいといわれるのもそのためで、細胞膜が弱いとその部分がガン化しやすいわけです。

また、皮膚にあるコレステロールは紫外線を浴びるとビタミンDの前駆体（その物質が生成する前の段階の物質）になります。ビタミンDは、とくにカルシウムの吸収に必要とされる物質です。コレステロールが少ない人はビタミンDが不足し、その結果、カルシウムの吸収が不十分になって骨が弱くなってしまう恐れがあります。また、女性ホルモンや男性ホルモン、ストレスを受けた時に副腎皮質から分泌される抗ストレスホルモンなどもコレステロールがなければ作れないのです。

こんなに大切な物質が、単に「成人病の原因」としか思われていないとしたら、まったく困ったことです。患者にそういう偏《かたよ》った情報しか与えない医者は、無責任としか言いようがありません。

コレステロールを善玉・悪玉に分けることの危険性

コレステロールは、肝臓でリポタンパクというタンパク質に包まれます。宅配便のパッケージみたいな状態で血液の中を流れて、必要なところに届けられます。

このリポタンパクというパッケージには、いくつか種類があります。その中でもしばしば問題にされるのが、俗に「善玉コレステロール」と呼ばれるHDLと、「悪玉コレステロール」と呼ばれるLDLです。つまり、この「善玉」と「悪玉」は正確に言えばコレステロールそのものの種類ではなく、コレステロールを梱包したパッケージのことなのです。

LDLが肝臓から発送されてコレステロールを必要とする組織へ運ぶのに対し、HDLはたとえば、血管壁などで余ったコレステロールがあると、それを元の肝臓へ持って帰る役割を担っています。

往路のLDLにはコレステロールが多いのですが、復路のHDLには少なく、代わりにレシチンが多い。HDLは回収したコレステロールをLDLに戻すこともやってのけています。

そもそも血中コレステロールを目の敵にするのは、動脈硬化や心臓病などの促進因子という考え方からですが、ＬＤＬに対してＨＤＬの割合が多ければ問題は生じません。それがＨＤＬを善玉と呼ぶゆえんですが、ＬＤＬもＨＤＬも、それぞれに任務を果たすために存在していることを忘れてはいけません。必要とされるからこそ、わざわざ梱包しててぃねいに運んでいるのです。

コレステロールが体にとって問題になるのは、このパッケージが壊れてしまったときです。血管の中を移動中に「活性酸素」という有害物質にぶつかると、リポタンパクが酸化されて梱包がほどけてしまうのです。活性酸素については第２章で詳しく説明しますが、とりあえずここでは、ガンを含めたさまざまな病気や老化の原因を作り出すタチの悪い物質だと思っていてください。リポタンパクという宅配便は、活性酸素という暴走族と衝突すると、積み荷の酸化したコレステロールを血管中にばらまいてしまうのです。

すると、こんどはマクロファージという掃除機のような細胞が登場して、散乱した荷物を自分の中に取り込んで片づけようとします。しかし、酸化されたリポタンパクの数が多すぎると、マクロファージの働きだけでは間に合わなくなります。そこで助っ人役を演じるのが、血管壁にある平滑筋《へいかつきん》の細胞です。この平滑筋細胞やマクロファージがコレステロールを取り込むことによって生じるのが、アテローム（粥状隆起《じゅくじょうりゅうき》）と呼ばれるものです。アテロームは、脳梗塞《のうこうそく》の原因になる厄介者です。その厄介者を調べたところ、中にコレステロールが溜まっていた。それで、コレステロールが目の敵にされるようになったのです。

これまでの説明でおわかりのとおり、問題はコレステロールではありません。活性酸素によってリポタンパクが破壊されて、コレステロールが本来の流通経路からこぼれてしまうことが問題なのです。

コレステロール自体は必要な物質なのですから、それを減らすことを考えるより、リポタンパクが破壊されない方法か、あるいは破壊されてゴミになってしまったコレステロールを体外に出す方法を考えるべきでしょう。「悪玉」と呼ばれるＬＤＬも、正常に運ばれているかぎりは体にとって貴重な資源です。

リポタンパクを守るためには、活性酸素という悪党を退治してくれる物質を摂取すればいいのです。そういう物質を総称して、私は「スカベンジャー（掃除屋）」と呼んでいます。詳しくは後述しますが、要は、食べ物から摂る栄養が解決のカギを握っているのです。

では、壊れてリポタンパクから放り出されてゴミになったコレステロールは、どう処理すればいいのでしょうか。体内の不要物は、大便か尿に混じって排泄されるのがふつうです。ところが水に溶けないコレステロールの場合は腎臓で処理できないため、胆汁に混じって捨てられます。

ただし、それには条件があります。レシチンという物質と一緒になったときに、コレステロールは胆汁として出ていってくれるのです。HDLが「善玉」と呼ばれるのは、最初からこのレシチンをコレステロールと一緒に用意していることも一因です。梱包がほどけても、すぐにレシチンがコレステロールを道連れにして体内から出ていってくれるのですから。

一方のLDLもレシチンは持っていますが、少量です。しかし、レシチンは卵の黄身や大豆などの食品に含まれており、外から調達すればよいのです。これを十分に摂取していれば余分なコレステロールは適切に処理され、アテロームも発生しません。

コレステロールは なぜ体に悪いと言われるのか

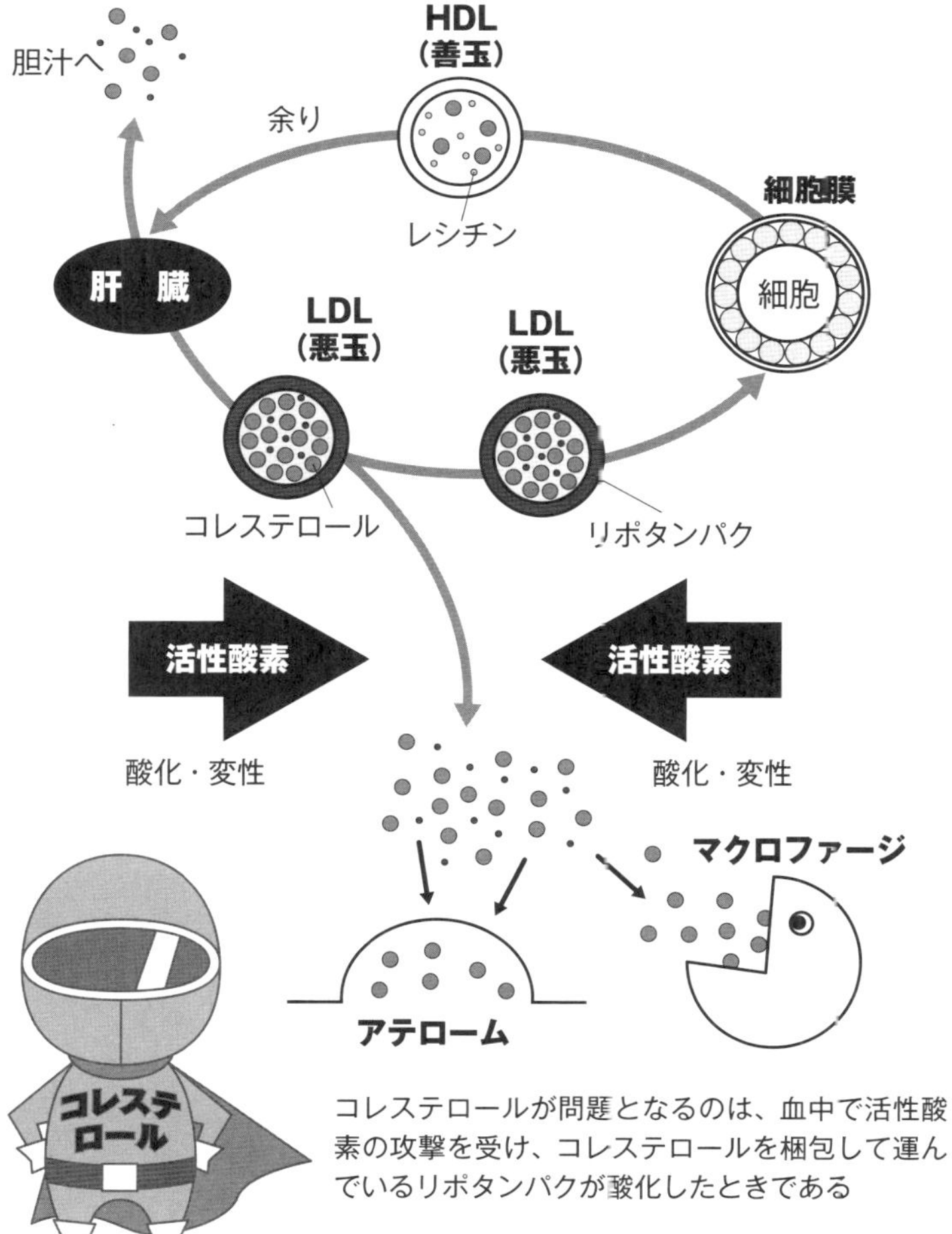

コレステロールが問題となるのは、血中で活性酸素の攻撃を受け、コレステロールを梱包して運んでいるリポタンパクが酸化したときである

血糖値を下げれば糖尿病は治るのか

医者からカロリー制限を命じられる成人病に、糖尿病があります。前述したとおり、私自身もこの病気を抱えています。

私の場合は、鉛中毒による糖尿病です。1973年に品電公害と明るみに出た鉛汚染が原因でこの病気になりました。インシュリン（タンパク質ホルモンの一つ）が正常に作られるためには亜鉛が必要ですが、その亜鉛の働きを鉛が邪魔してしまうのです。一般の糖尿病と比べると特殊なケースですが、体内で十分にインシュリンが作れないという点は同じです。

インシュリンは膵臓《すいぞう》で作られるホルモンですが、血液中のブドウ糖を脂肪細胞や筋肉細胞に押し込む働きがあります。だから、インシュリンが足りないと細胞に押し込まれないブドウ糖が血液中に残ってしまい、血糖値が高くなります。

医者が糖尿病患者に減量を求めるのは、インシュリンの量が少なくてもブドウ糖を処理できるようにするためです。減量によって体が小さくなれば、それだけインシュリンの必

血糖値を下げるだけで、糖尿病は治るのか

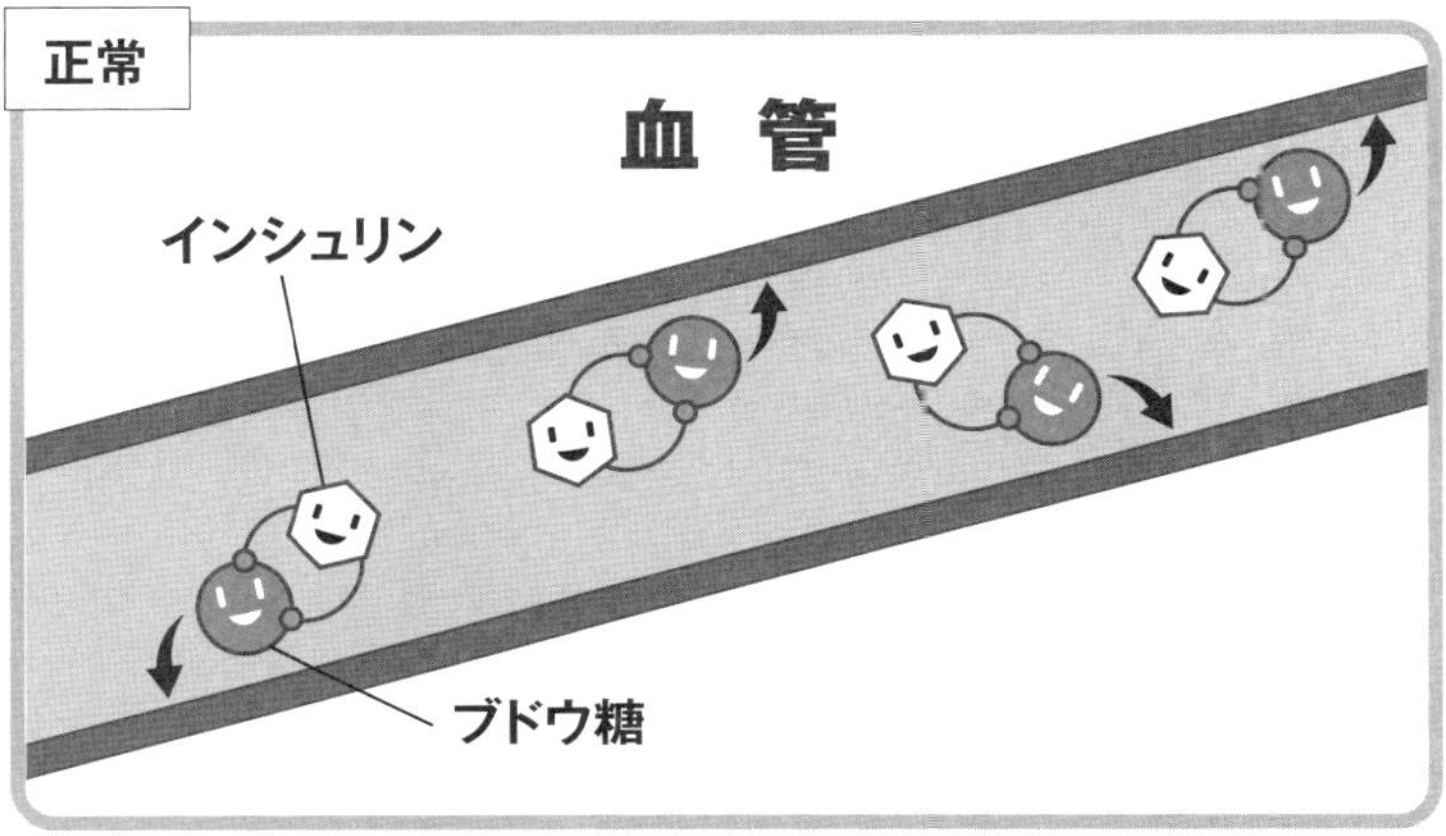

インシュリンが筋肉や脂肪にブドウ糖を押し込むため、血糖値は低い

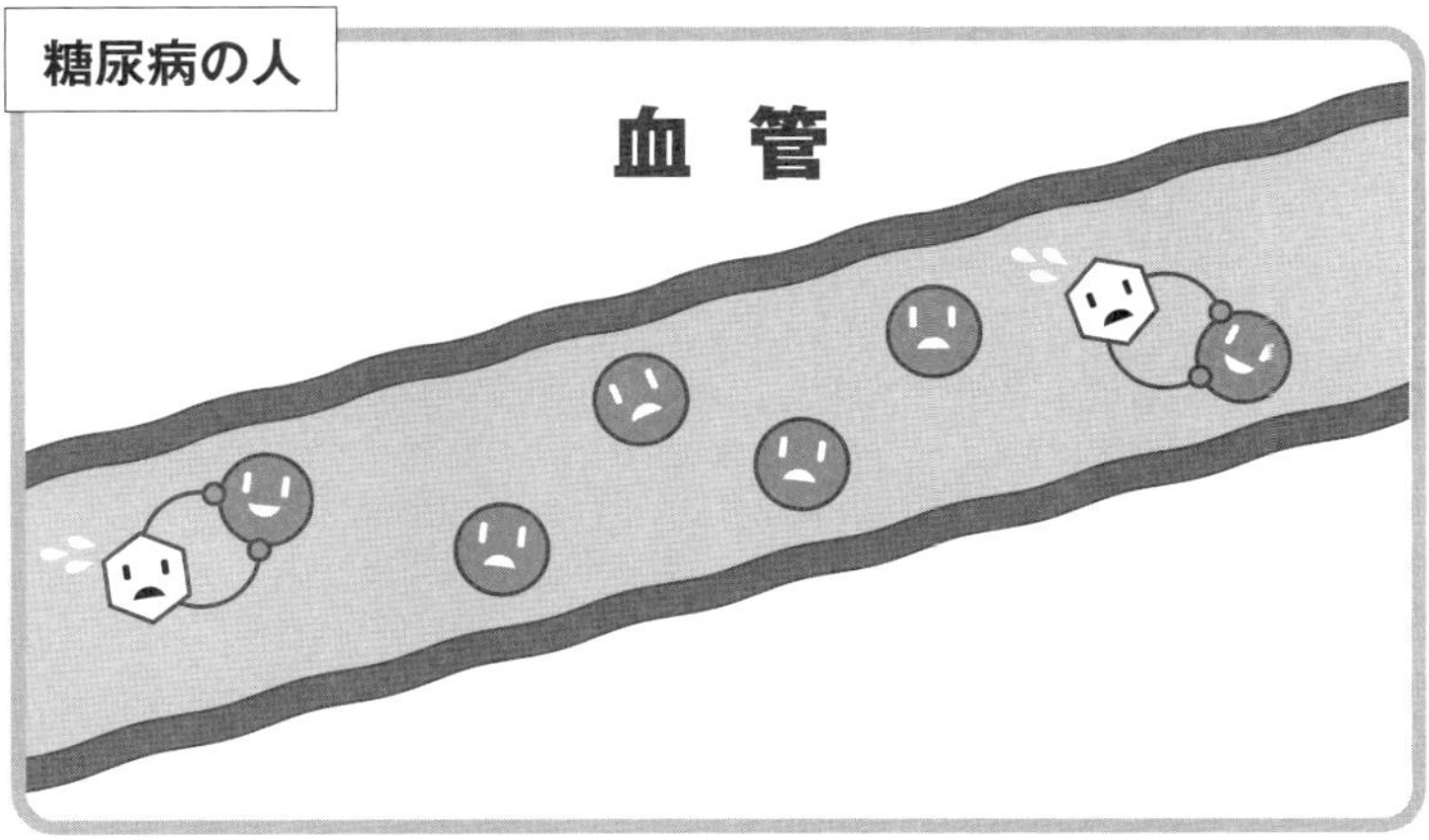

インシュリンが少ないと、血液中にブドウ糖があふれ、血糖値が上がる

要量も少なくなるわけです。

しかし、カロリー制限によって血糖値が下がったとしても、手放しで喜ぶわけにはいきません。食事の全体量を減らしているため、カロリーだけでなく、タンパク質やビタミンといった必要な栄養分の摂取量も低下している可能性があるからです。十分な栄養を摂取しながらカロリーだけを制限するのは、口で言うほど簡単ではありません。

では、どうすればいいのでしょうか。

ここで見失ってはいけないのは、最終的な目的です。ほとんどの医者は、血糖値を下げることが糖尿病治療の目的だと思っています。しかし私に言わせれば、血糖値のコントロールは糖尿病治療の一つの手段でしかありません。それ以外にも、糖尿病への対抗手段はあります。

その手段を理解するためには、まず糖尿病の何が怖いのかを知るべきです。血糖値が高くなって糖尿病と診断されても、それだけで深刻な事態を招くわけではありません。血液中にブドウ糖が多いというだけでは、患者本人は痛くも痒《かゆ》くもありません。問題は、そのブドウ糖がどんな悪さを働くか、ということです。

糖尿病の合併症退治こそ真の治療

ブドウ糖は、亀の甲のような六角形をしています。ふつうはそれが閉じていますが、ときどき少し口の開いた形のものが混じってしまいます。悪さをするのは、この変形したブドウ糖です。血糖値が高くなってブドウ糖の全体量が増えれば、それだけ悪いブドウ糖も増えます。この変形したブドウ糖が困るのは、タンパク質にくっつこうとする性質を持っている点です。ブドウ糖にくっつかれると、タンパク質は本来の働きができなくなります。

タンパク質の中でも、とくにブドウ糖のターゲットになりやすいのが、SODと呼ばれる活性酸素除去酵素です。いろいろな病気の原因になる活性酸素という「悪党」を除去するのがSODの仕事ですから、その働きが封じ込められると大変なことになります。大勢の泥棒が徘徊しているのに、警官が休暇をとっているようなものです。それだけでなく、ブドウ糖にくっつかれたSODは、壊れるときに自身で強い活性酸素を発生させてしまいます。警官が泥棒に早変わりするのですから最悪です。そのため、糖尿病になると体内で活性酸素が大暴れするようになり、網膜症、腎症、神経障害といった合併症をひき起こすことになります。

これらの合併症こそ、糖尿病が持つ怖さの本質です。逆に言えば、合併症さえ起こさなければ糖尿病は少しも怖くないことになります。血糖値を下げることが治療の最終目的ではないと言ったのは、そのためです。血糖値が下がらなくても、活性酸素が悪さをしないような対策を講じれば、糖尿病を克服したのと同じことになるわけです。

警官（SOD）が泥棒に変身！

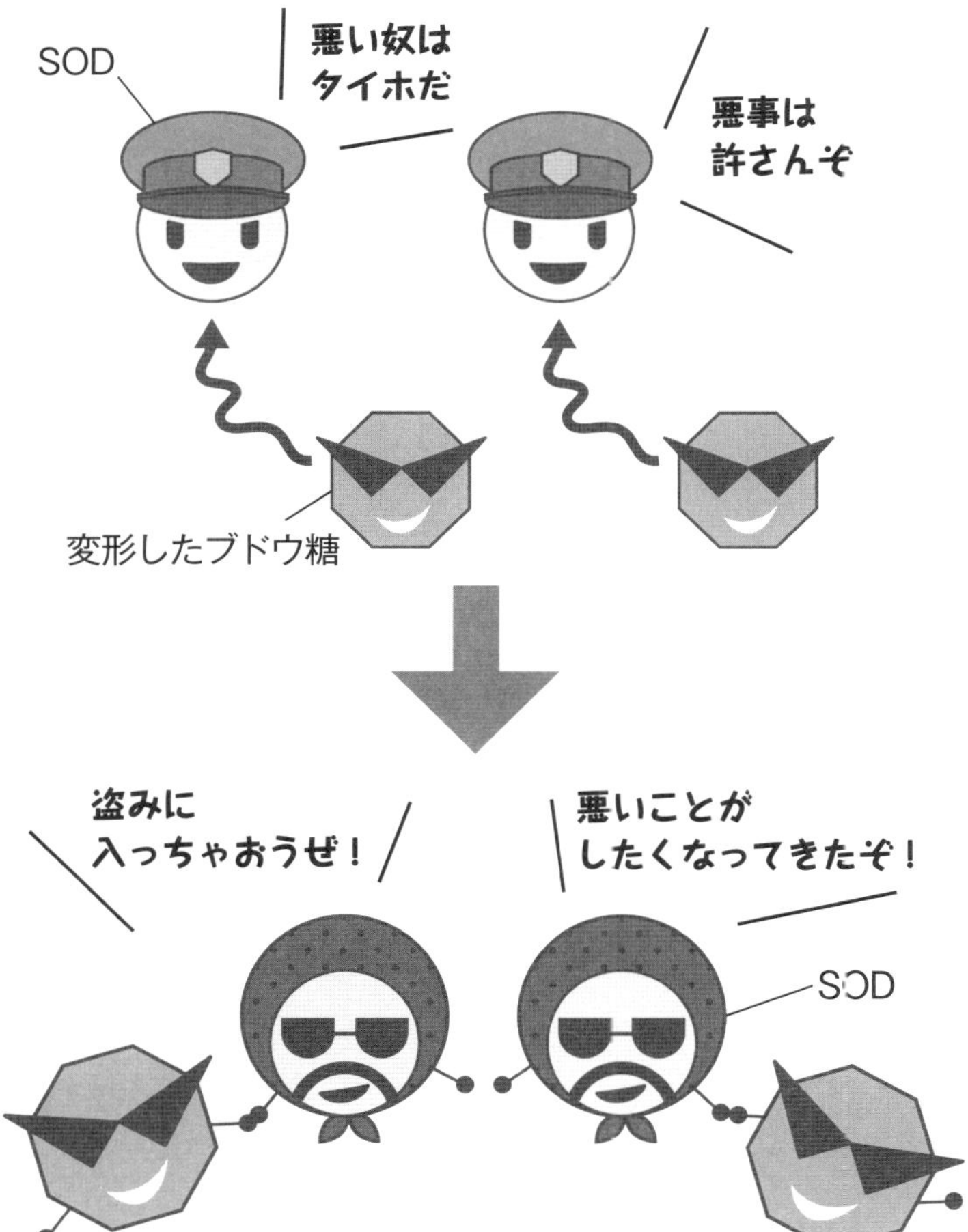

変形したブドウ糖と結びつくと
SODは悪さをはじめる

合併症は「スカベンジャー」で避けられる

幸いなことに、ブドウ糖に封じ込められてしまうSOD以外にも、活性酸素を除去する物質はたくさんあります。しかもその多くは日常的な食品に含まれていますから、薬と違って副作用の心配がありません。前に触れましたが、そういう物質を私はスカベンジャーと呼んでいます。「スカベンジ」とは「掃除をする」という意味の英語です。つまりスカベンジャーとは、体内の活性酸素を片づけてくれる「掃除屋」、つまり抗活性酸素剤ということです。

ビタミンCやEといったビタミン類をはじめとして、スカベンジャーには数千の種類があり、その多くは植物に含まれています。

もちろん、そのすべてが人間に有効なわけではありません。たとえばフラボノイドは、植物にとってはきわめて重要なスカベンジャーですが、分子が大きすぎるため、そのままでは人間が食べても吸収されずに排泄されてしまいます。

人間が摂取できるスカベンジャーの中で優秀なものとなると、まずはベータカロテンや

スカベンジャーとなる食品

	食品名
ビタミンC （水溶性）	レモン、イチゴ、ミカン、柿、パセリ、 トマト、ブロッコリー、ピーマン、 サツマイモ、番茶
ビタミンE （脂溶性）	アーモンド、コムギ胚芽、大豆、落花生、 ウナギ、シジミ、カツオ、アユ
カロチノイド （脂溶性）	緑黄色野菜（ニンジン、カボチャ、 トマトなど）、柑橘類、抹茶、 赤身の魚、海藻、卵黄、 魚卵（タラコ、スジコ、ウニなど）
ポリフェノール （脂溶性）	ゴマ、緑茶、赤ワイン、コーヒー、ショウガ、 香辛料（クローブ、ナツメグなど）、ハーブ

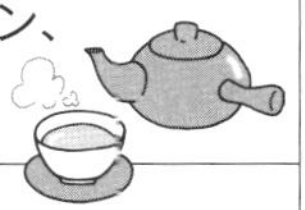

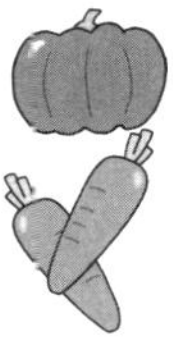

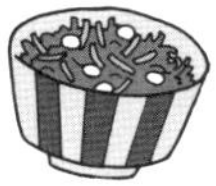

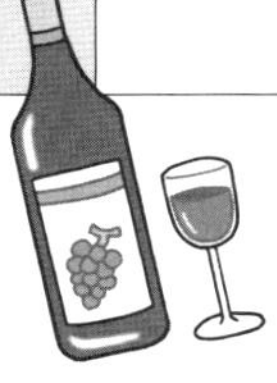

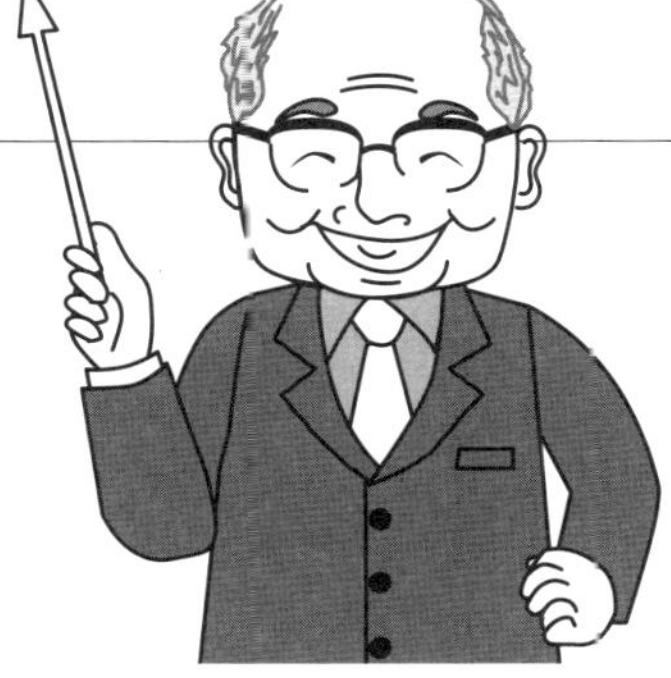

病気や老化の原因となる活性酸素を
除去する物質「スカベンジャー」は、
日常的な食品にも豊富に含まれる。

キサントフィルといったカロチノイドが挙げられます。これはニンジン、カボチャ、トマトといった緑黄色野菜のほか、柑橘類、海藻、鶏や魚の卵などに含まれています。

ゴマ、緑茶、赤ワインなどに含まれているポリフェノールの仲間も、人間にとってはかなり力強い味方です。ちなみにゴマに含まれているスカベンジャーの分子は、火で煎《い》ると二つに割れて、それぞれが新しいスカベンジャーになります。それだけスカベンジャーとしての効果が増すわけです。

また、緑茶が持っているカテキンというスカベンジャーは、熱湯をかけると分子がくっつきあって、腸壁を通過できなくなります。これでは、せっかくスカベンジャーを摂取しても無駄玉になってしまいます。昔から人間はゴマを煎って食べてきたし、緑茶は少し冷ました湯でいれたほうがおいしいと言ってきました。活性酸素やスカベンジャーの存在など知らなくても、先人は体にいい食生活の知恵を身につけていたのです。

気をつけてほしいのは、ビタミンE、カロチノイド、ポリフェノールはいずれも脂溶性の物質なので、脂質と一緒に摂取したほうが腸管で吸収されやすいということです。

活性酸素はあらゆる病気の原因になるものですから、誰にとってもスカベンジャーの摂取は健康管理の大きな柱です。

「動脈硬化は治らない」という医学常識のウソ

日本人の三大死因でもある、ガン、心臓病、脳卒中のうち心臓病と脳卒中は、いずれも循環器系の病気です。

ここでいう「循環」とは、血液の循環を意味しています。循環器系の疾患は、心臓や血管に関わるトラブルのことを指すのです。

これらの病気になりやすい人の特徴は、動脈硬化が著しいことです。心臓で動脈硬化が起これば狭心症や心筋梗塞《しんきんこうそく》の原因になり、脳動脈や首のあたりにある頸《けい》動脈が動脈硬化を起こせば脳卒中になります。脳卒中には、脳動脈が破れる脳出血と、血管が詰まることで起きる脳梗塞があります。

本来、動脈には弾力があって、血液の流れに合わせて内径が広がったり戻ったりします。その弾力を失うのが動脈硬化です。そこを無理やり血液が通ろうとするから、動脈が破れてしまうわけです。

したがって、心臓病や脳卒中を防ぐには、何よりもまず動脈硬化を避けることが大事ですが、これが難しい。歳を取れば、動脈硬化は誰にでも起きます。「人は血管とともに老いる」という言葉もあるぐらいで、年齢とともに血管も老化していくのです。しかも医者の多くは、「動脈硬化はどんどん進む一方で、血管の弾力は戻らない」と考えています。誰にでも起こる自然な老化現象だからやむをえない、というわけです。

しかし私は、正しい栄養を摂取することによって、ある程度まで人間の老化を食いとめることができると考えています。もちろん、動脈硬化も例外ではありません。

動脈に弾力を与える役目を担っているのは、エラスチンというタンパク質です。その不足が、動脈硬化を招きます。戦前の日本人には、脳卒中のなかでも脳出血が多かったのですが、これはタンパク質の不足した食生活を送っていたために、動脈が脆《もろ》くなりやすかったからです。事実、戦後になって食生活が欧米化し、動物性食品を積極的に摂取するようになってからは、以前と比べると日本人の脳出血は減少しています。一般に、動物性食品は良質のタンパク源であり、エラスチンなどの体タンパク作りに有利なのです。

エラスチンは人間が体内で作り出しているタンパクで、外から授与しなくても動脈が弾力を保っているのが本来のあるべき姿です。そこで求められるのは、薬品や注射ではなく、正しい栄養の知識に基づいた食生活の改善なのです。

動脈硬化は治らない、はウソ

心臓で動脈硬化
↓
狭心症・心筋梗塞

脳動脈や頸動脈（首にある）で動脈硬化
↓
脳卒中

- ！ 動脈に弾力を与えるのはエラスチンというタンパク質
- ！ エラスチンを作るにはビタミンＢ群が必要

↓

これらの食品を食べよう！

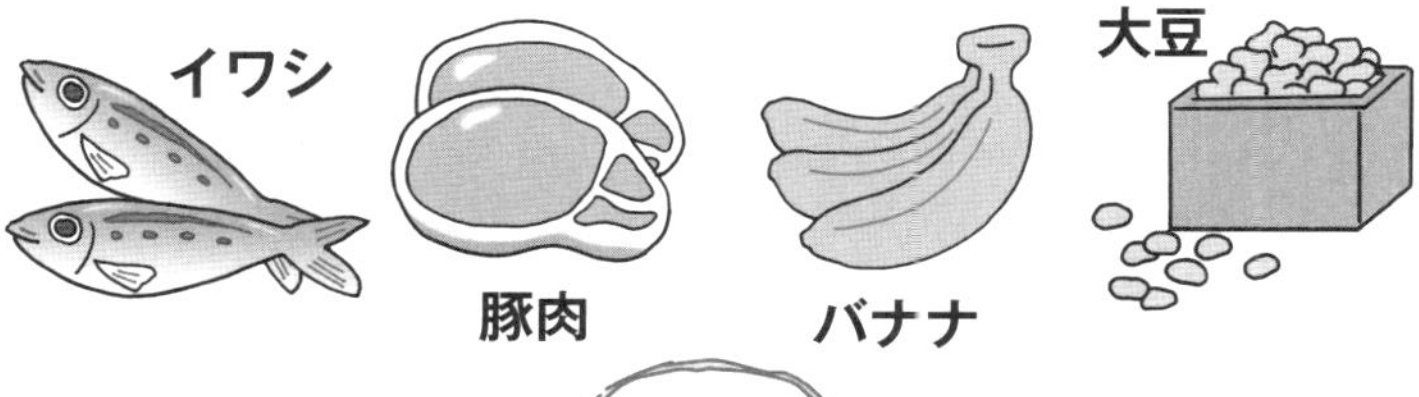

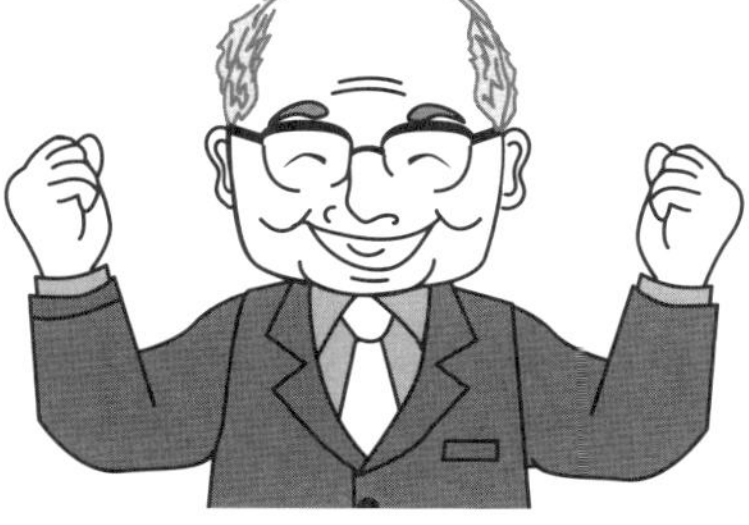

ほんとうの意味で動脈を甦らせるためには、部品を外から与えるのではなく、その部品を体内の工場で生産できるようにさせなければなりません。

では、体内でエラスチンを作るには何が必要でしょうか。

私が首唱する「分子栄養学」に基づいて説明してみましょう。このタンパク質を作るために欠かせないのは、ビタミンBです。イワシ、大豆、バナナ、豚肉など、この栄養素を含んだ食品を積極的に食べることが、動脈硬化を解消し、ひいては心臓病や脳卒中の予防につながるのです。また、循環器系の成人病の中でもとくに心筋梗塞の予防に役立つ物質に、タウリンという含硫アミノ酸があります。これは名前のとおり硫黄《いおう》を持つアミノ酸で、牡蠣《かき》や魚の血合肉などに含まれている物質です。

タンパク質の立体構造は、硫黄と硫黄が結合することによって保たれています。ところが、この結合部分が活性酸素の攻撃を受けやすいのです。活性酸素によって壊された部分を補修するためには、その硫黄を持った含硫アミノ酸が必要になります。

もともと日本人の食生活には、含硫アミノ酸が不足しています。卵にはこれがかなり多く含まれていますが、その卵が「コレステロールの多い成人病の大敵」といった誤ったレッテルを貼られて敬遠されているのですから、まことに困ったものです。

痛風にはビタミンAが有効

高尿酸血症という成人病があります。耳慣れない病名ですが、痛風《つうふう》といえば誰でも知っているいることでしょう。正確に言えば、痛風とは高尿酸血症によって生じる発作のことです。この発作が起きると、足の親指、足首、膝《ひざ》の関節などに激痛が走ります。

昔は美食家がなる「贅沢病」などと言われていましたが、最近はすっかり大衆化してしまいました。それだけ、日本人の生活水準が上がったということなのでしょう。

その名のとおり、この病気にかかった患者は血液中の尿酸の濃度が高まっています。そこで医者が行なう治療法は、毎度お決まりのパターンです。とにかくその値を下げる薬を与えます。しかし、これも私に言わせれば、きわめて安易な発想でしかありません。

たしかに、痛風の患者は尿酸値が高い。しかし、尿酸値が高い人がすべて痛風になるわけではありません。尿酸値の高さは、痛風の必要条件であって、十分条件ではないのです。にもかかわらず、医者は尿酸値の高い人に対して一律に薬を与えます。そのため、放っておいても痛風にならない人まで、尿酸値を下げさせられているのです。

尿酸そのものは、けっして有害な物質ではありません。むしろスカベンジャーとして働く大切な物質です。尿酸を必要以上に減らしてしまったら、逆に健康を損ないかねません。

では、尿酸値が高くても痛風にならない人がいるのはなぜなのでしょうか。

血中の尿酸値が高くなると、尿酸がナトリウムと結合して針状の結晶になります。これが周囲の組織を傷つけて、その部分が炎症を起こすのです。逆に言えば、この針状結晶ができなければ、尿酸値が高くても痛風にはなりません。そこでカギを握っているのが、糖タンパク（糖とタンパク質の複合体）です。近くに糖タンパクがあると、尿酸はそちらと結合します。そのためナトリウムとは結晶化せず、痛風にならないのです。

となると、痛風の予防策は尿酸値を下げることではありませんね。尿酸値はそのままでも、体内で十分に糖タンパクを作れるようにしてやればいいわけです。そこで必要なのは、まず例によってタンパク質。さらに、糖を作るためにはビタミンAが欠かせません。この二つを食事から摂取することで、痛風は自力で克服できるのです。

いつまでも薬の世話になりたくなかったら、体が持っている本来の機能を活かすような栄養を摂取する以外にないのです。

痛風にはビタミンA

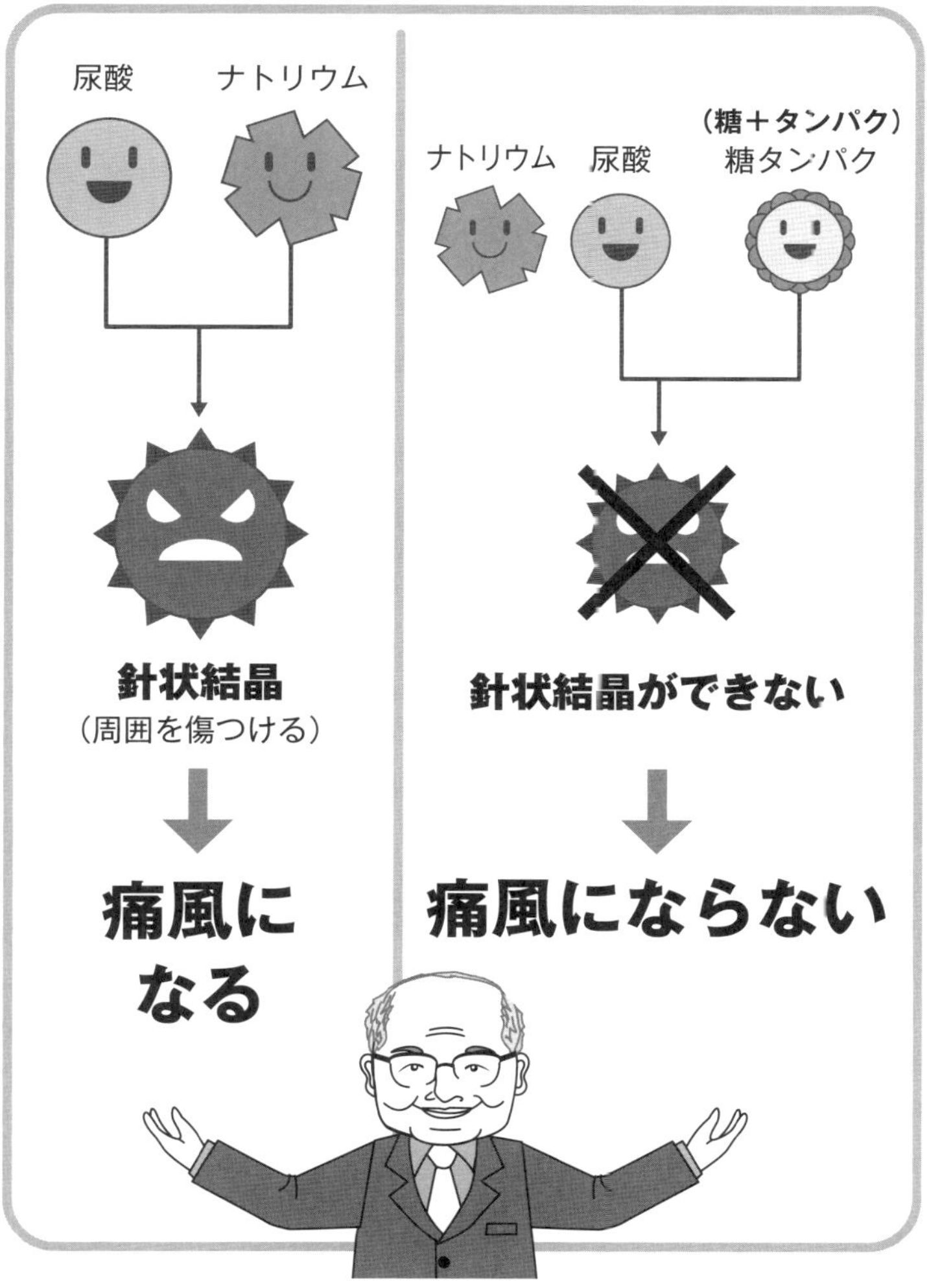
尿酸
ナトリウム
針状結晶
（周囲を傷つける）
痛風になる
（糖＋タンパク）
ナトリウム
尿酸
糖タンパク
針状結晶ができない
痛風にならない

胃潰瘍、十二指腸潰瘍は、まずピロリ菌を疑え

現代人の生活と切り離せないストレスも、さまざまな病気の原因としてクローズアップされることが多いです。

ストレスが原因だといわれている病気の代表は、胃潰瘍《いかいよう》や十二指腸潰瘍です。これらの潰瘍は、本来は食べ物を消化するために分泌《ぶんぴつ》される胃酸が、自分の胃や十二指腸の粘膜を溶かしてしまうことによって起きます。健康な状態のときは、さまざまな防御因子が、胃酸の強い消化作用から粘膜を保護してくれています。その防御因子が何らかの原因で弱くなったときに、潰瘍が起きるのです。

その防御因子を弱体化させる原因とされてきたのが、ストレスです。医者でなくとも、「潰瘍」といえば「ストレス」という言葉が出てくるぐらい、その因果関係は「常識」として定着しています。

ストレスを受けたときの反応には、自律神経に対して交感神経が亢進《こうしん》するタイプと、副交感神経が亢進するタイプとがあります。潰瘍になりやすいのは後者のほうで、前者は血

管が縮まるため血圧が上がり、後者は胃酸の分泌が増えたりして消化管にダメージを与えるのです。

したがって、ストレスが潰瘍の原因になることは理論的にも間違っていません。しかしそれとは別の原因もあることがわかってきました。とくに潰瘍が何度も再発する患者の場合、「ピロリ菌」という細菌の存在が疑われます。胃潰瘍患者のおよそ8割、十二指腸潰瘍患者のおよそ9割がピロリ菌に感染しているともいわれています。

〝ピロリ菌真犯人説〟は、以前、オーストラリアの研究者によって発表されました。しかし、世界的に見ても胃潰瘍患者が多く、最先端の胃潰瘍研究を自負していた日本の研究者は、当時、この説を一笑に付してしまいます。胃の内部はきわめて強い酸性だから、細菌は生きられるはずがないという考えが主流だったからです。

ところがピロリ菌は、アンモニアを出すことによって酸を中和しながら生きているということが現在ではわかっています。しかも粘液と粘膜組織の隙間に身を潜めているから、抗体を作って抑えようと思ってもうまくいきません。実に巧妙なやり方で生き延びているのです。

この厄介者が起炎物質を出すため、ピロリ菌に棲みつかれた部分は慢性的に炎症を起こすことになります。だから、胃液の分泌を抑える薬によって一時的に潰瘍が治ったように見えても、しばらくすると再発してしまうのです。

実を言うと私自身、91歳のときに胃潰瘍になりました。吐血したことをきっかけに、胃潰瘍と自己診断した直後、ピロリ菌が大きくマスコミで報道されました。これは私にとって幸運というほかありません。自分の胃潰瘍の原因がわかったのですから、さっそく私は友人の医師を通してピロリ菌退治の薬を手に入れました。

抗生物質と胃酸を中和する薬を組み合わせて服用したのですが、その効能はあらたかで、完治したようです。胃カメラによる検査を受けていないので真相は不明ですが、私の胃潰瘍が生活の妨害にならなかったことはたしかです。

ただし、抗生物質でピロリ菌を退治できるからといって、それだけで安心してはいけません。ストレス性の場合も同じですが、潰瘍のできた部分は活性酸素の攻撃によって組織を破壊されています。それを元どおりに再生させるためには、十分にタンパク質を摂取しなければいけません。潰瘍が治ったとしても、それで胃や十二指腸が以前と同じように働くわけではないのです。

胃潰瘍患者の８割、十二指腸潰瘍患者の９割がピロリ菌に感染

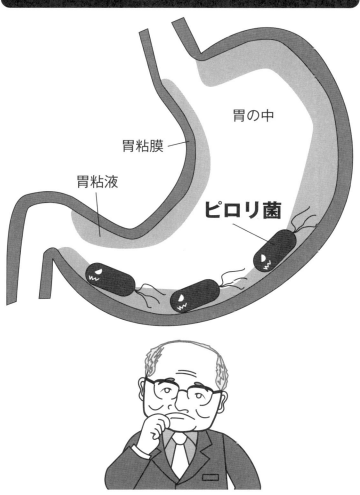

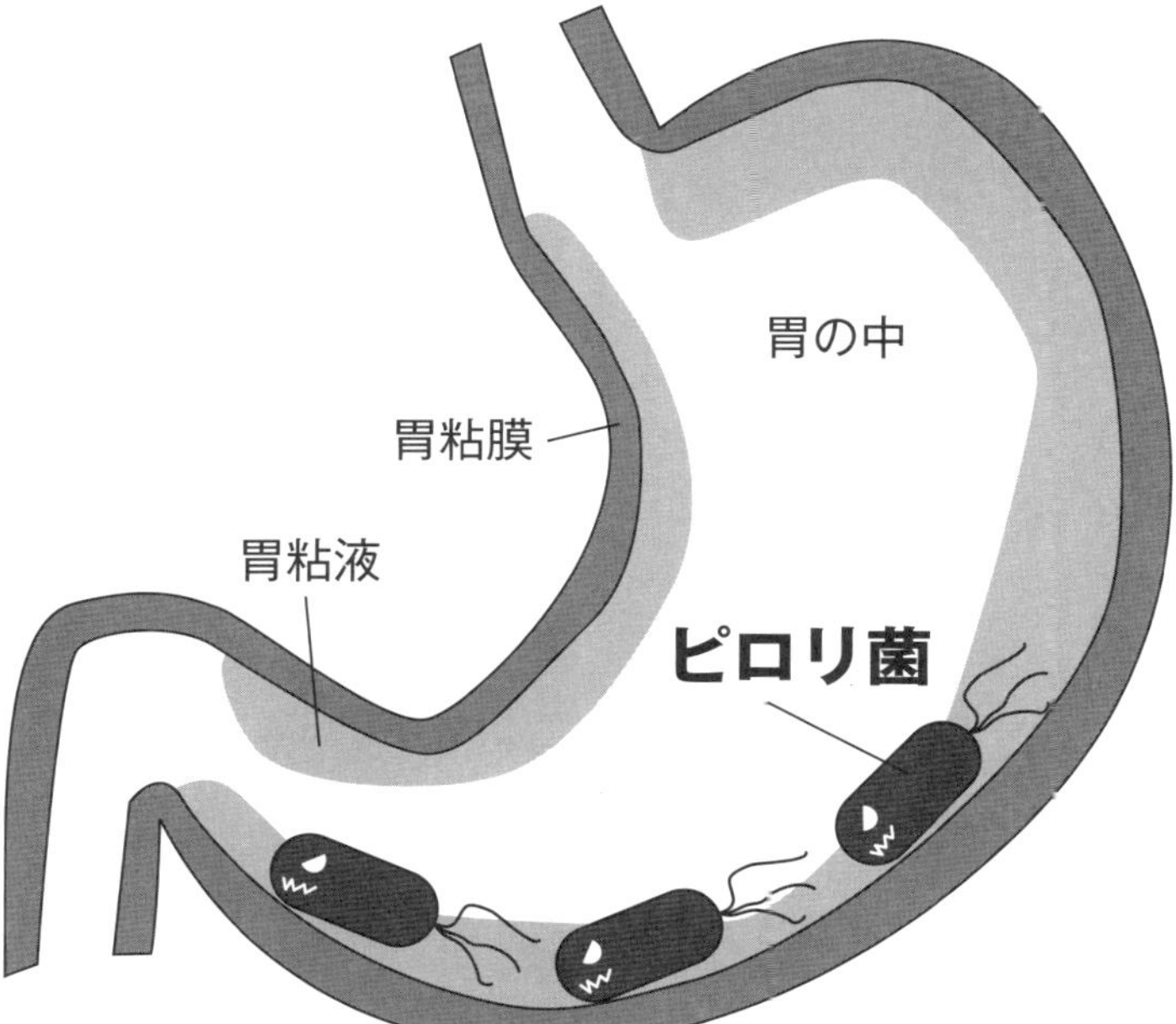

風邪に特効薬はない

私が文句をつけるまでもなく、最近は「どうも医者の言うことが信用できない」という思いを抱いている人が多いようです。その不信感を生む最大の原因は、医者がやたらと薬を出すことでしょう。十分な診察を受けたという気がしないうえに、どれが何に効くのかたいした説明もないまま薬を出されるのですから、患者が不信感を抱くのは当然です。

ちょっと風邪をひいて病院に行っても、医者は平気で何種類もの薬を何日分も出します。マニュアルどおり画一的に薬を与える医者も悪いけれど、患者のほうも少し考え直すべきです。不信感を抱きながらも医者に頼らざるをえないのは、自分自身で健康を管理できるだけの知識を持っていないからです。もちろん、一般の人が身につけられる知識には限界があります。しかし、ある程度の勉強をしておけば、少なくとも風邪ぐらいで安易に病院に駆け込む必要はなくなるはずです。

「風邪をひいた」と何気なく言いますが、〝風邪〟という名の病気があるわけではありません。私たちが風邪と呼ぶのは、鼻水や咳が出たり、喉が痛んだり、熱が出る症状のこと

風邪に特効薬はない

風邪（かぜ症候群）**の３タイプ**

普通感冒　**咽喉頭炎**　**インフルエンザ**

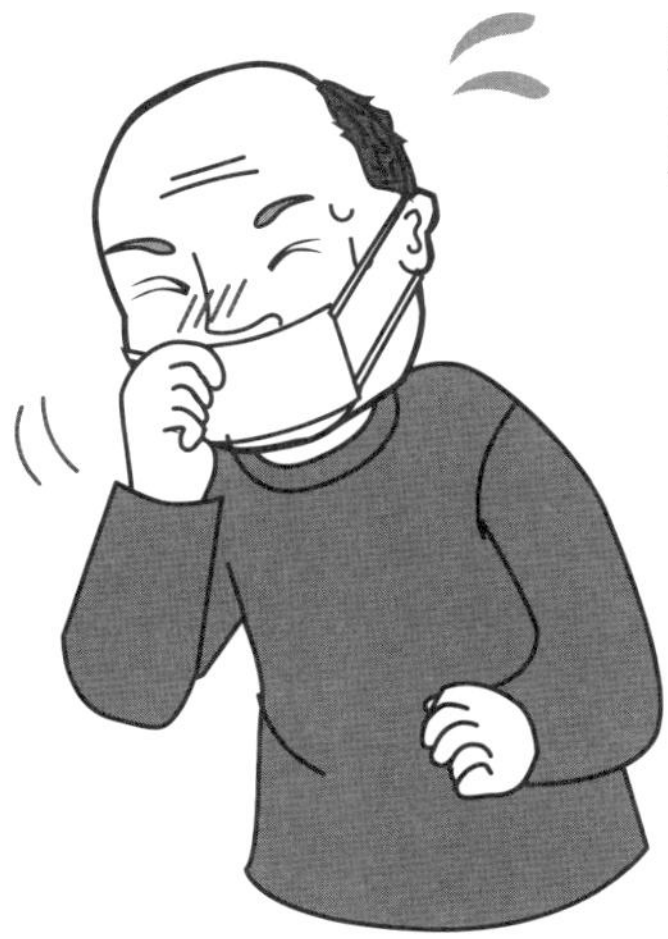

**寒くなると
風邪をひきやすくなるのは、**

1. 風邪のウイルスは寒くて
乾燥したところが好き

2. 寒いと血管が縮み、
免疫細胞の数が減る

↓

**免疫細胞が減らなければ
寒くても風邪はひかない**

です。医学的に病名として表わすときは、「かぜ症候群」となります。かぜ症候群は、普通感冒と咽喉頭炎《いんこうとうえん》、インフルエンザの3タイプに大きく分けられます。

風邪は、ウイルス感染症のひとつですが、風邪のウイルスは私たちのまわりにいつでもたくさん存在しています。体内に入ったウイルスがかならず風邪をひき起こすなら、私たちは一年中、風邪をひいているはずですが、そうならないのは血液中の免疫細胞がウイルスを撃退しているからです。寒いと風邪をひきやすくなるのは、風邪のウイルスが寒くて乾燥したところに好んで棲息するのに加えて、気温が下がると血管が縮み、免疫細胞の数が減るためです。したがって、免疫細胞が減らないような手だてを講じておけば、寒くても風邪をひかなくてすみます。

風邪を予防する知恵

ウイルスに対抗するために必要な物質は、インターフェロンという糖タンパク（糖とタンパク質の複合体）です。ウイルスが体内の細胞に侵入してくると、インターフェロンが外に分泌されます。これが周囲の細胞に対する警戒信号になって、体がウイルスの増殖を抑える物質を作りはじめることになります。

このインターフェロンを欠かさなければ、風邪のウイルスを撃退することができます。では、そのために自分でできることは何でしょうか。

それは、インターフェロンが体内で作られるときに必要な材料を用意しておくことです。インターフェロンを作るためには、タンパク質とビタミンCが必要条件です。これらの栄養をきちんと食品から摂取していれば、医者に行くことはありませんし、大量の薬を前にして不安を感じることもありません。

また、インターフェロンは温度が高いほうが作りやすいという特徴があります。鼻粘膜などから冷たい空気を吸っていると、インターフェロンを生産するスピードが落ちてしまいます。

だから、風邪をひいたときは体を温めたほうがいいのです。とくに頭部は洋服や布団から外に出ているから、冷たくなりやすいのです。それを防ぐためには、脳に通じる太い血管が走っている首から背中にかけた部分を温めてやるのが有効です。

風邪をひいたときに背中にゾクゾクと悪寒が走るのは、「ここを温めてほしい」という体からの信号です。そんなときは、洋服の上から首筋に使い捨てカイロを当てておくだけで、普通感冒の段階ならばかなり症状が回復するはずです。

風邪を予防する知恵

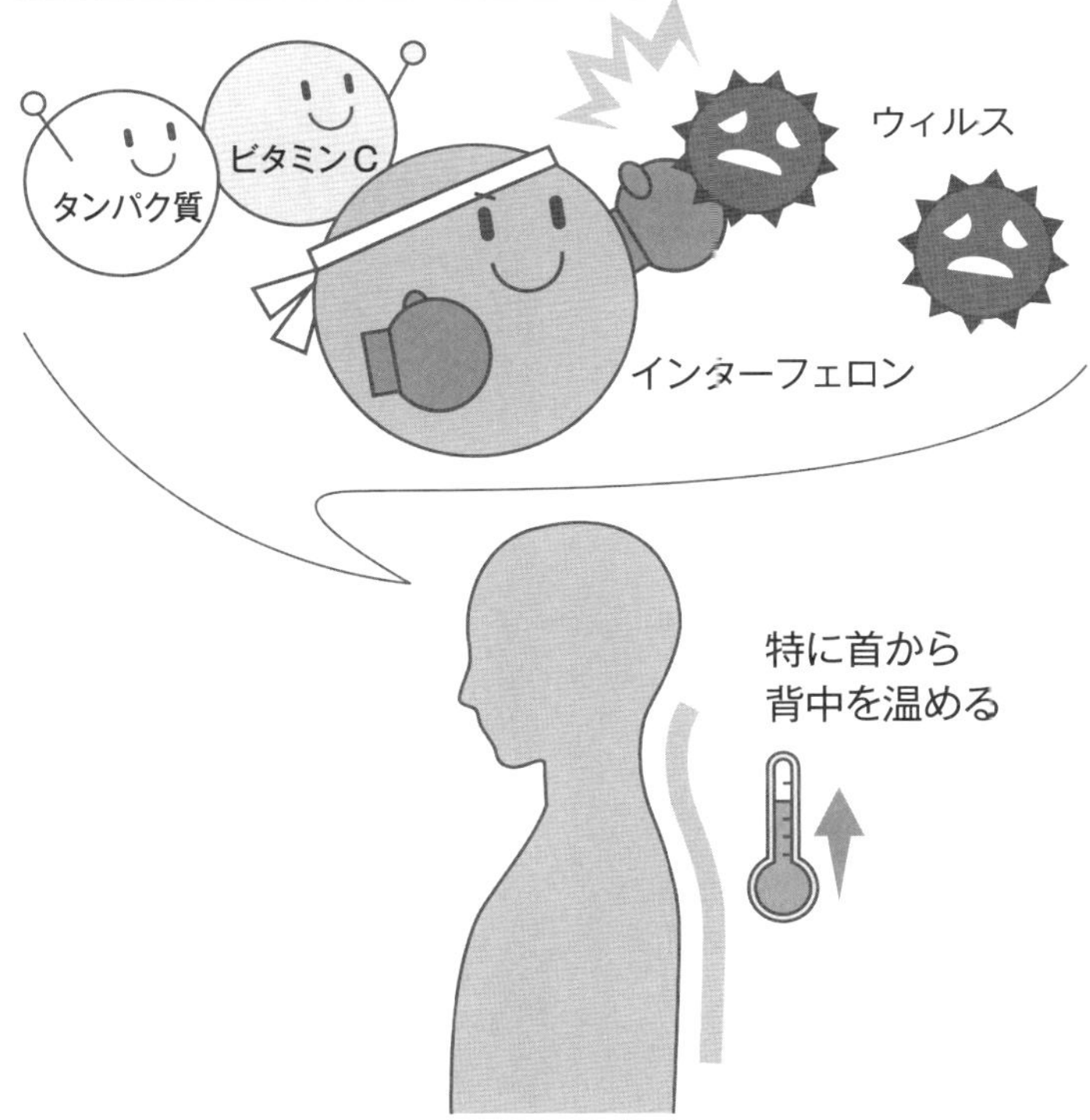

インターフェロンを欠かさなければ風邪ウイルスを撃退できる

1. インターフェロンをつくるのに必要なタンパク質とビタミンＣを摂取

2. 体温が高い方がインターフェロンはつくりやすい

インフルエンザには活性酸素対策を

かぜ症候群の中で最も症状が重いのは、言うまでもなくインフルエンザです。ウイルス感染症である点では普通感冒と同じですが、インフルエンザのウイルスは圧倒的にタチが悪く、38度を超える高熱が出て、喉や頭がひどく痛むばかりでなく、高齢者に肺炎を起こさせたり、幼児に脳炎を併発させたりします。ひどい場合には死にいたることもありますから、油断は禁物です。インフルエンザのウイルスには、A型、B型、C型の３タイプがあり、A型はさらに香港型とソ連型に分けられます。これらがなぜタチが悪いかというと、すぐに抗原を変えてしまうためです。そのため、対抗手段であるワクチンを作ろうと思っても、必然的に後手に回ってしまいます。流行しているウイルスの正体を突き止めてワクチンを作ったときには、すでに相当の感染者が発生していることになります。

また、新型インフルエンザの場合は、体内にない新しいウイルスだから、すぐに対応して抗体を作ることができません。抗体ができるまでのあいだは、間に合わせに白血球の一種である好中球《こうちゅうきゅう》でウイルスと戦うしかないのですが、その結果、体内には大量の活性酸素

インフルエンザには活性酸素対策を

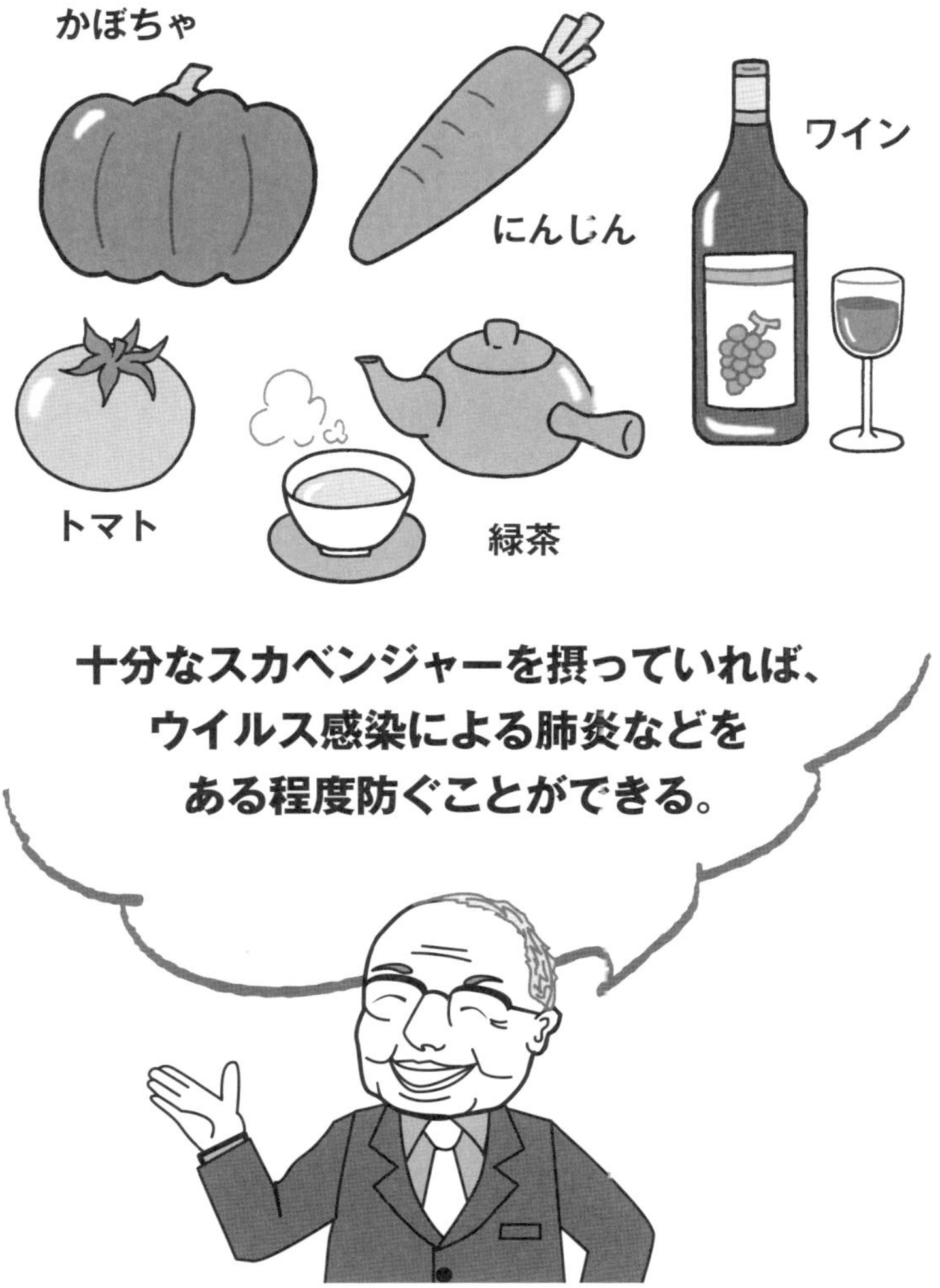
かぼちゃ
にんじん
ワイン
トマト
緑茶
十分なスカベンジャーを摂っていれば、
ウイルス感染による肺炎などを
ある程度防ぐことができる。

が発生します。インフルエンザにかかった高齢者が肺炎などを併発して重症に陥るのは、活性酸素によって臓器がダメージを与えられるからです。

一般に、体内に病原菌が入り込むと、細胞同士がサイトカインという情報伝達物質を出します。いわば「異常発生、注意せよ」という警報が鳴らされるわけです。そのサイトカインが好中球を局所に限定するように働けばいいのですが、時として体内のいろいろな部分にそれを分散させてしまうことがあります。するとそれによって発生した活性酸素により多臓器不全をひき起こしてしまって、体力の衰えた高齢者の場合は死亡することも少なくありません。

したがって、ここでも重要なのはスカベンジャーの摂取による活性酸素対策です。もちろん、まずはインフルエンザ・ウイルスに感染しないよう、外から帰ったらうがいをしたり、手を洗ったりという予防策を講じるべきでしょう。

しかし、もし感染してしまったら、最悪の事態を避けることを考えなければいけません。十分なスカベンジャーを摂っていれば、ウイルスに感染しても、ある程度は肺炎などを防ぐことができます。とくに高齢者は自分でスカベンジャーを作る能力が低下していますから、ふだんから意識的に活性酸素対策を講じておくべきです。

三石式花粉症対策

アレルギーとは、簡単に言えば免疫システムの異常によってひき起こされるものです。通常、免疫はウイルスや細菌に対する防衛力として働き、いつも食べたり触れたりするようなものに対しては働かないようになっています。これを「免疫寛容」と言います。

たとえば花粉は、季節が来ればかならず空中に撒き散らされるものですから、人間はそれに触れずにはいられません。しかも人体に害を及ぼすものではありませんから、ふつう、免疫寛容の対象になります。ところが花粉症にかかった人の免疫システムは、それを許さないのです。花粉を害のある異物と認識して、防御力を発揮してしまいます。

このように免疫が過剰に働いてしまう状態を、「閾値《いきち》が低い状態」と言います。花粉症の人は、花粉に対する閾値が低い。だから、同じ量の花粉が鼻や喉の粘膜に付着したときに、花粉症の人は鼻がグスグスしたり目がショボショボしたりするのです。

したがって対策としては、閾値を上げてやればいいことになります。そのために必要なのは、タンパク質とビタミンAです。

免疫という生体防御の仕組みには、病原体を直接、攻撃して殺す方法と、抗体というタンパク質を病原体に結合させ、虜《とりこ》にした後、処理する方法があります。

抗体にはA、D、M、G、Eの五種類のタイプがあり、それぞれに役割分担があります。この五種類の抗体を作る働きは、人によって異なっています。花粉症のようなアレルギー疾患は、Eタイプの抗体を作りやすい人に発症することがわかっています。

抗体Eはかつては寄生虫をターゲットにする役割を受け持っていたといわれています。ところが、環境が改善されて寄生虫が減ったために、その抗体には「敵」がいなくなってしまいました。それなら抗体そのものを作らなければいいのですが、相変わらずその能力を維持している人がいます。すると、やるべき仕事のない抗体は、寄生虫の代わりにハウスダストや花粉などを「敵」とみなして攻撃するようになったのです。

体内には、炎症を起こす物質を蓄えたマスト細胞というものがあります。異物が入り込んだことを察知すると、抗体はそのマスト細胞にくっついて刺激を与え、起炎物質を放出させます。その働きで中心的な役割を果たすのが、ヒスタミンという物質です。そのため、「アレルギーには抗ヒスタミン剤」というのが常識になっています。

ただし、ヒスタミンは脳内では必要な情報伝達物質ですから、全部を力ずくで抑え込む

三石式花粉症対策

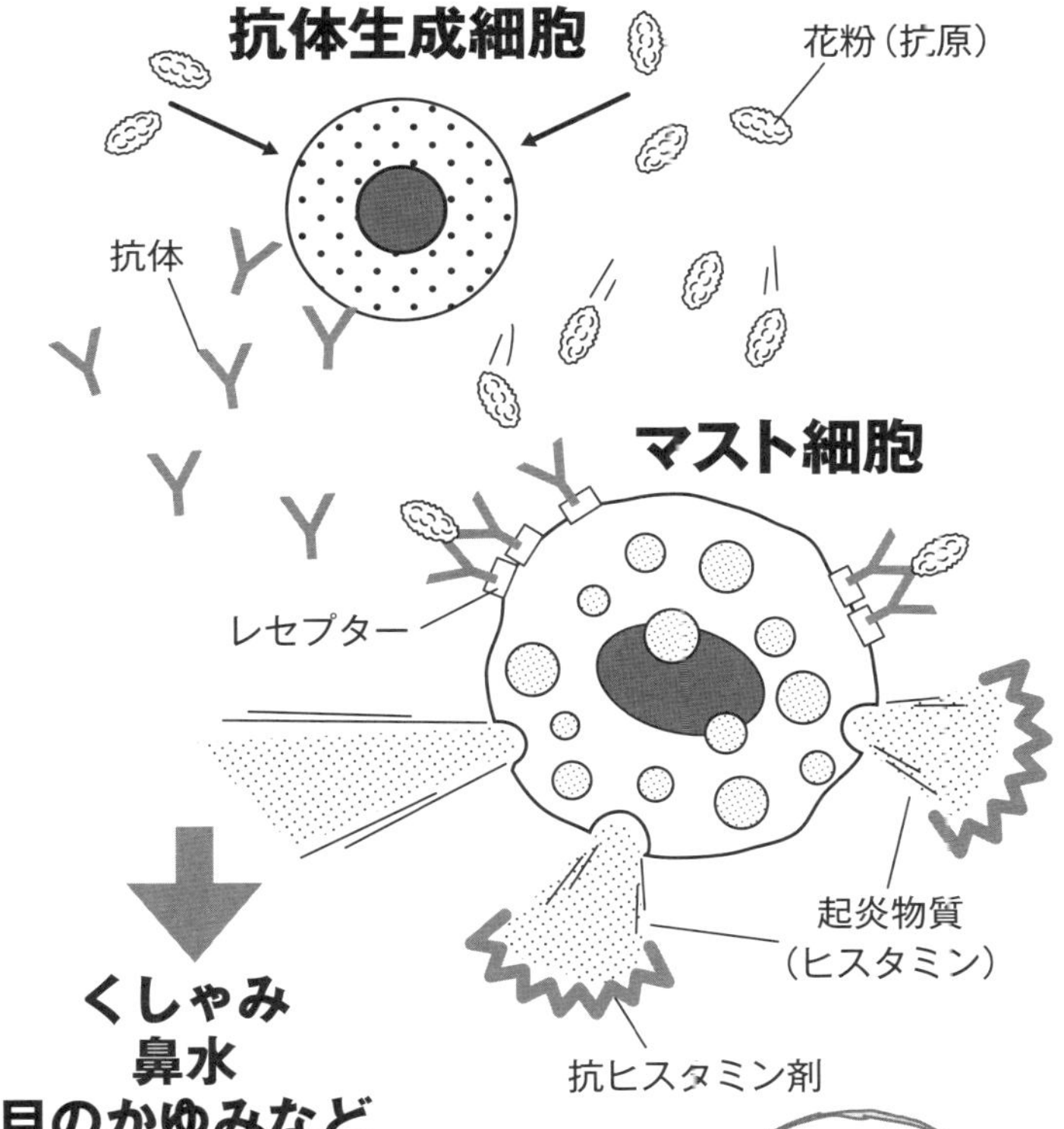

抗体が花粉を攻撃対象とみなすと、抗体はマスト細胞に結合して刺激を与える。すると、マスト細胞は起炎物質（ヒスタミン）を放出させ、目のかゆみなどの炎症を引き起こす。

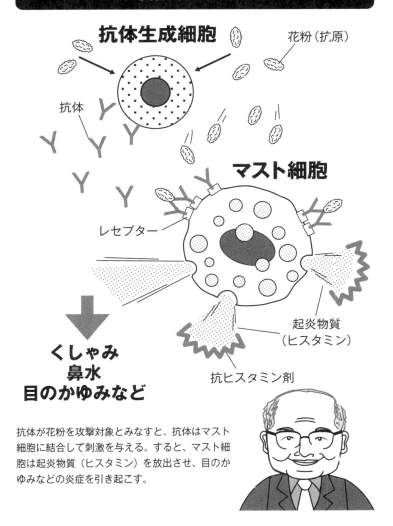

のは問題です。そこで働いてくれるのが、ビタミンCで、マスト細胞の中でヒスタミンが作られるのを抑制し、細胞の外へ出てきたヒスタミンの働きも失わせます。

免疫のハードルを上げるためのビタミンAと、ヒスタミンを抑えるビタミンC。さらに、炎症を起こした部分に発生する活性酸素対策としてのスカベンジャー。この三本柱が、花粉症をはじめとするアレルギーの基本対策となります。ビタミンH（ビオチン）にも抗アレルギー作用があるといわれています。卵の黄身に多く含まれているビタミンです。アレルギーの人は卵が食べられないケースが多いから痛し痒しですが、オートミール、大豆、エンドウ豆、落花生、鶏肉、豚肉、バナナなどにも含まれています。

さらにアレルギーへの対抗手段として、イチョウの緑葉エキスも注目されています。もともと、黄色くなる寸前のイチョウの葉にはフラボノイドという成分が豊富に含まれていて、血管や血液の働きを正常に保つ効果があり、血液循環障害に有効だとされています。それに加えて、イチョウの葉にはテルペノイドという成分が含まれています。このテルペノイドが、抗アレルギー作用を持っているのです。日本では機能性食品として売られていますが、分子が大きいのでそのままでは吸収されません。アレルギーで悩む人は分子量を小さく加工したものを試してみてはいかがでしょうか。

動物性タンパクの不足が不眠症を招く

アレルギーと同様、睡眠に関する悩みも現代人特有のものだといえます。

不眠対策に必要なのも、やはりタンパク質です。眠気を催すのは脳の中にできるセロトニンという物質の働きによるものですが、これを作る材料として、タンパク質に含まれるアミノ酸が欠かせないからです。

脳内でセロトニンを作る材料が、トリプトファンというアミノ酸です。これを脳に入りやすくするためには、甘いものを食べるのも有効です。甘いものを食べるとインシュリンが分泌され、トリプトファン以外のアミノ酸を筋肉や脂肪組織に取り込みます。そこで、取り残されたトリプトファンが優先的に脳に入っていくのです。

このトリプトファンは、牛乳にも含まれています。だから眠れない人は、就寝の一時間ぐらい前に牛乳を温めて飲むといいでしょう。

さらに睡眠にはプロスタグランディンも関係しています。睡眠をつかさどるプロスタグランディンの原料となるアラキドン酸は、動物性タンパク質が持つ不飽和脂肪酸です。眠れなくて悩んでいる人は、病院に行って睡眠薬をもらう前に、自分の食生活を見直してみるべきでしょう。

「どうしても眠れない」と相談に来る人の中に、病的な不眠症といえるケースは実のところ少ないのです。たいていは本人が「まったく眠っていない」と思い込んでいるだけで、実際には必要な睡眠を取っています。

眠れないこと自体より、「眠れなくて困る」と悩んでストレスを感じるほうが問題です。自分が十分に眠っていないように感じるのは、「人間には1日に7～8時間の睡眠が必要だ」という固定観念があるからですが、人間には個体差がありますから、必要な睡眠時間も一定ではありません。世の中には、1年に数時間しか眠らない人間もいるそうです。もちろん、これは極端なケースですが、少なくとも「1日に7～8時間」などという「常識」に捉われる必要はありません。

睡眠で大切なのは、全体の時間よりも、最初に深い眠りが得られるかどうかです。最初に深く眠ることができれば、それから4時間寝ようが8時間寝ようが、翌日の体調はあまり変わりません。

動物性タンパクの不足が不眠症を招く

眠気を催すのは、脳内にできるセロトニン

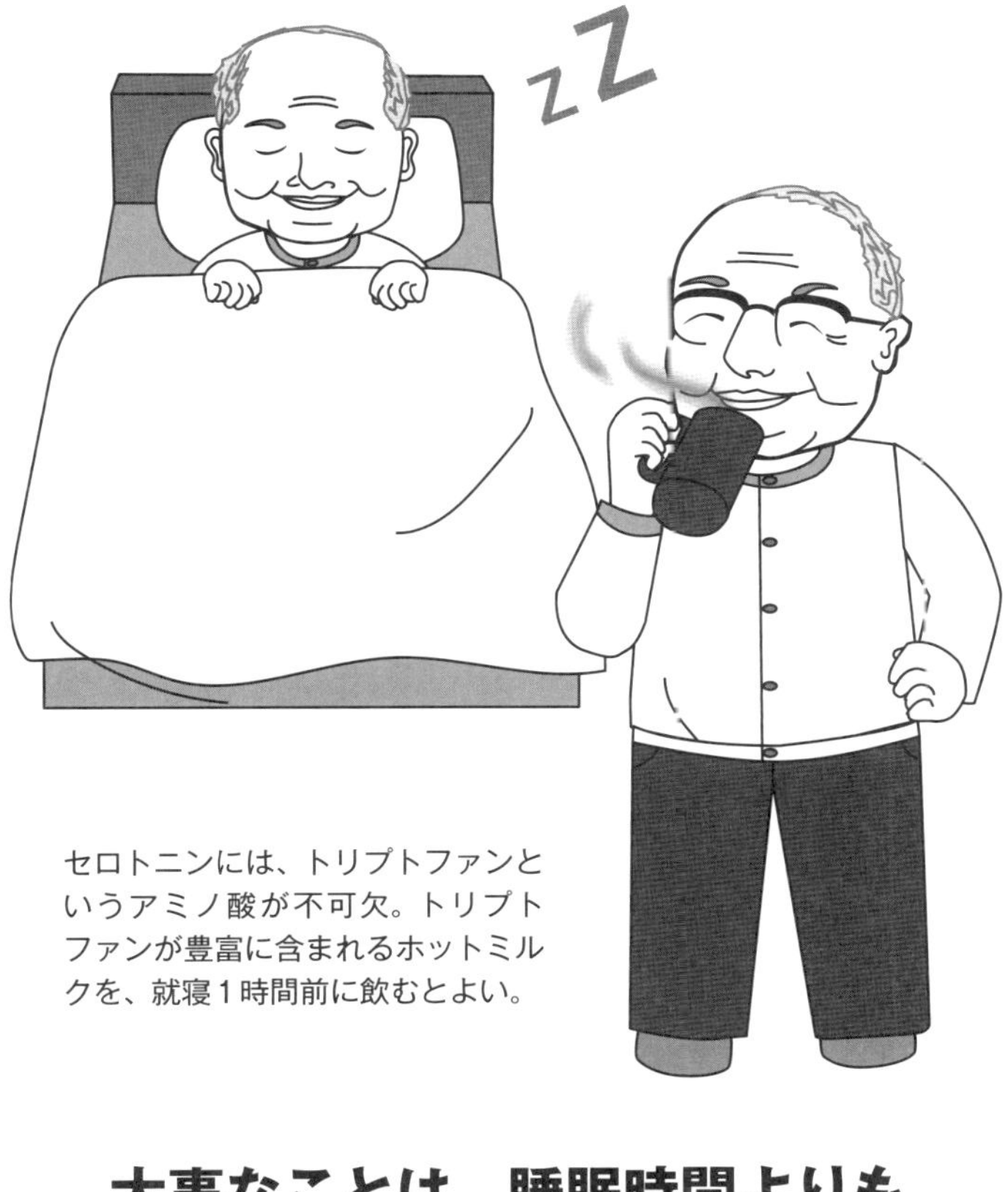

セロトニンには、トリプトファンというアミノ酸が不可欠。トリプトファンが豊富に含まれるホットミルクを、就寝１時間前に飲むとよい。

大事なことは、睡眠時間よりも、最初に深い眠りを得られるかどうか。

腰痛・肩凝りにはたっぷりのビタミン

腰痛は、人間にとってある意味で宿命的な悩みです。人間以外の動物に、腰痛という症状はありません。人間だけが二足歩行をする生き物だからです。４本の脚で体を支えるのとは違い、直立歩行は腰に大きな負担がかかります。両手が自由になったお陰で人間は道具を使い、文明を発達させてきました。腰痛は、その代償のようなものです。

そのため、腰痛は若い人にも起きます。とくに若い人の場合、怖いのはぎっくり腰でしょう。腰を支えている椎骨《ついこつ》は、椎間板《ついかんばん》というクッションをあいだにはさんだ形でつながっていて、それがずれないように筋肉で支えられています。その筋肉の力を超える負荷がかかったときに、椎骨がずれてぎっくり腰になるわけです。つまり、若い人の腰痛は骨の問題というよりも、筋肉の問題です。

したがって、たいていの場合は、ぎっくり腰になってもしばらく寝ているうちに筋肉が回復して自然に治ります。治りが遅かったり、何度も再発する場合は、筋肉を強くすることが必要です。

そのために欠かせないのは、タンパク質とビタミンEです。さらに筋肉の伸縮をスムーズにするために、レシチンも必要です。それに加えてビタミンB群を摂るように心掛け、腰に負担のかからないような姿勢を取るようにしていれば、若い人のぎっくり腰はほとんど治るはずです。

一方、中高年を過ぎてからの腰痛は、筋肉が弱ってくるのに加えて、骨そのものの変形が原因となっています。何十年も使ってきた椎間板が擦り減って、クッションが効かなくなるためです。

したがって中高年の場合は、筋肉を強くするだけではなく、擦り減った椎間板を再生してやる必要があります。もっとも、栄養面での対策は若い人とそう変わりません。求められる材料は、やはりタンパク質とビタミンです。

腰痛と並んで、肩凝りも人間ならではの悩みといっていいでしょう。人間の頭部は体重のほぼ10パーセントという重さがあり、しかもそれが動物と違って肩の上に真っ直ぐ載っています。その重量を支えながら、さらに腕を使って作業をするのですから、首や肩の筋肉に大きな負担がかかるのは避けられません。

肩関節は、靭帯《じんたい》や筋肉で支えられ、関節包で包まれて保護されています。しかし、腕という重りをぶらさげながら、手としての機能を果たすために、肩関節は人間が目覚めている間酷使されています。直立歩行によって生じた不安定な構造に耐えながら、手を使うにはエネルギーが必要です。そして、それによって、活性酸素の発生が続くことになります。

活性酸素は、筋肉を固く縮ませ、関節包を癒着《ゆちゃく》させてしまいます。筋肉が固くなると、エネルギー作りの副産物として発生する乳酸が、筋肉の内部に溜まるようになります。乳酸は疲労物質と呼ばれるもので、ビタミンB_1やB_2が不足すると蓄積され、肩凝りを感じさせます。

マッサージをすると肩凝りが和らぐのは、この乳酸が追い出され、固く縮こまった筋肉を緩めるからです。

肩凝りに悩まされている人は、日常的にビタミンB群やスカベンジャーを摂取して、筋肉をやわらかく保つようにするといいのです。

なお、本書に登場する各種のビタミンの供給源となる食品は、95ページと97ページにまとめて一覧表にしてあります。

腰痛・肩凝りにはメガビタミン

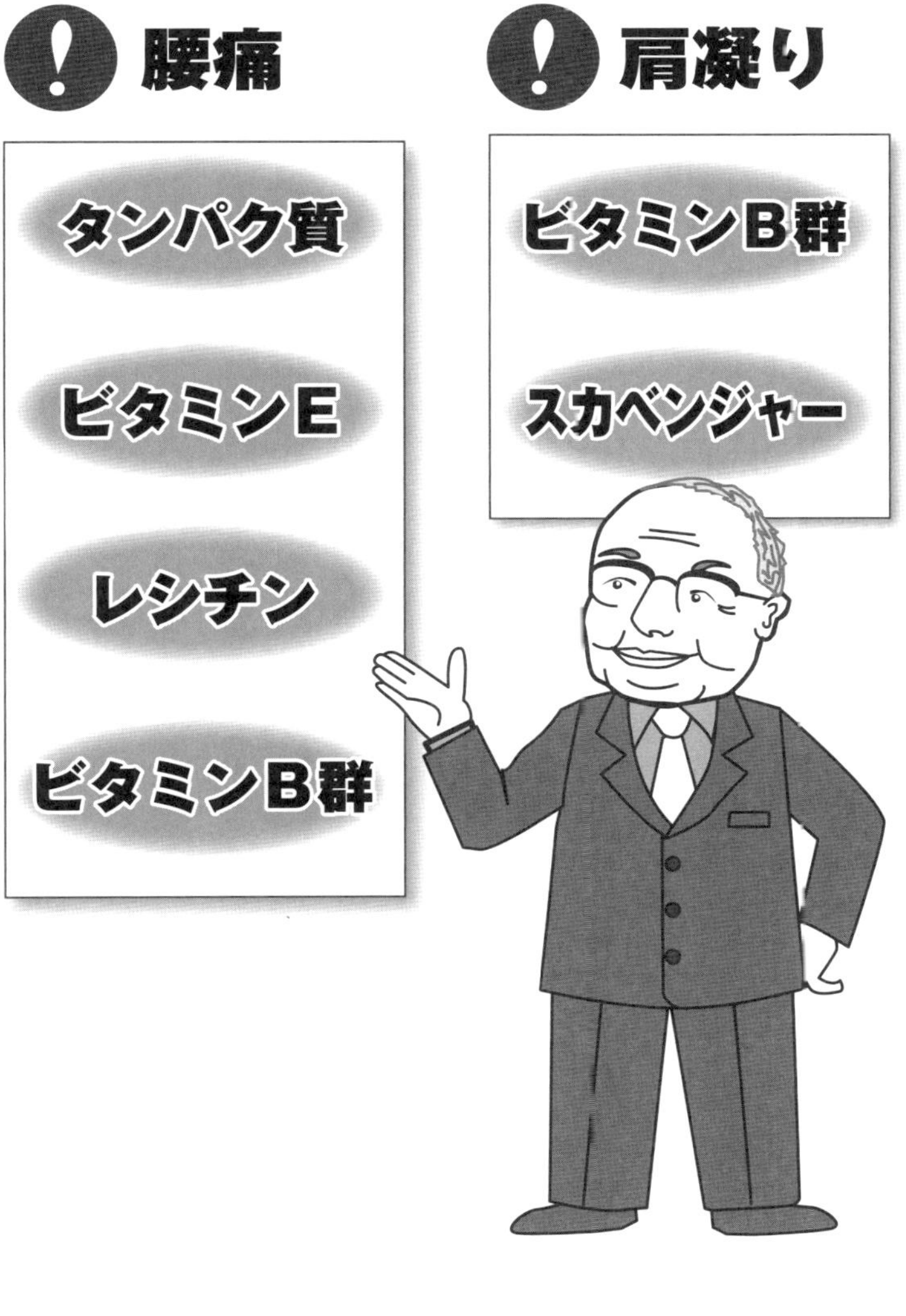
腰痛
タンパク質
ビタミンE
レシチン
ビタミンB群
肩凝り
ビタミンB群
スカベンジャー

関節炎、骨粗鬆症《そしょう》には、カルシウムよりもまず、タンパク質

中年を過ぎると誰でも成人病が心配になりますが、さらに年齢を重ねていくと、こんどは骨が弱くなってくるのが悩みのタネとなります。とくに女性は、その傾向が強いようです。高齢になって女性ホルモンが減ってくると、副甲状腺ホルモンの働きが活発になって、骨からカルシウムを引っ張り出してしまいます。その結果、骨が弱くなって腰が曲がったり、関節が痛くなったりします。

関節痛にはいくつかの種類がありますが、いちばん多いのは変形性関節症と呼ばれるものです。これは一種の老化現象で、階段を下りるときなどに膝に痛みを感じたりします。膝でも肘《ひじ》でも、すべての関節は骨と骨が向き合った形になっています。曲がるときには骨同士が擦れ合いますから、接触する部分にはカバーが必要です。そのカバーは軟骨でできていますが、長く関節を使っていると擦り減ってきます。だから歳を取ると、骨同士が直接ぶつかるようになって骨が変形し、神経を圧迫するのです。

したがって、変形性関節症を治すには、擦り切れたカバーを補修してやる必要がありま

す。つまり、関節を覆《おお》っている軟骨を再生させるのです。何十年もかけて擦り減ってきたので再生にも時間がかかりますが、必要な材料さえ十分に与えれば必ず痛みはなくなります。では、軟骨を作るには何が必要でしょうか。

おそらく、「カルシウム」と答える読者が多いと思います。骨を丈夫にするにはカルシウム——という医者の「常識」を、子どものころから頭にたたき込まれているからです。

しかし残念ながら、この骨に関する知識はきわめて中途半端なものです。骨といえば、白く硬い骨を思い浮かべると思いますが、その土台に軟骨があることを忘れてはいけません。骨が成長するためには、骨の端にまず軟骨ができて、それにカルシウムが沈着して硬骨になるという手続きが必要なのです。

軟骨はコラーゲンというタンパク質を心棒にして、プロテオグリカンという糖タンパク（糖とタンパク質の複合体）を詰め込んで作られています。硬骨は、これにグラタンパクというタンパク質の接着剤でカルシウムを塗り込めて作りあげます。軟骨も硬骨も、最初にタンパク質がなければ、形にならないことがおわかりいただけると思います。

コラーゲンを作るにはビタミンC、プロテオグリカンを作るにはビタミンA、グラタンパクを作るにはビタミンKが動員されます。これだけのお膳立てが整ったうえで、ようやくカルシウムの出番となるわけです。ビタミンKは、ブロッコリーやピーマン、ワカメなどにもありますが、圧倒的に多いのは納豆です。そのうえ、納豆のビタミンKは吸収がよく、かつ人体で使われやすいタイプです。

腰が曲がったり腰痛が起きたりする仕組みも、基本的には変形性関節症と同じです。脊《せき》柱《ちゅう》は臼《うす》のような形をした椎骨が重なっていて、その間には椎間板というクッションがあります。この椎間板が擦り減ることによって、腰が曲がったり痛んだりするわけです。

脊柱の全体にわたって支えているのは、脊柱起立筋《きりつきん》と呼ばれる筋肉のシステムです。この筋肉システムが脊柱を伸ばしたり、体幹を回転させたりするのです。強く大きな筋肉ですが、収縮タンパクの束で作られているので、摂取不足がつづくと、本来の役割が無理になってしまいます。骨と筋肉の双方にタンパク質不足のツケがきた結果です。

歳を取ってからの腰痛は、骨粗鬆症《こつそしょうしょう》の始まりともいわれています。これは骨の量が極端に減り、骨の中がスカスカになってしまう怖い病気です。予防手段としてカルシウムの摂取が促されていますが、骨粗鬆症の場合も、それだけでは十分とはいえません。やはり骨作りの土台となるタンパク質をきちんと摂ることが求められるのです。

主なビタミンのはたらきと性質 1

一般名（化学名）	はたらき	欠乏症状	供給源
ビタミンA（レチノール）【脂溶性】	視覚・聴覚・味覚の維持 生殖機能保持 免疫機能を正常に保つ 粘膜、軟骨の形成 発ガン予防	・夜盲症、視力・聴力 ・味覚異常 ・性機能退行．不妊 ・気道・消化管・皮膚感染症 ・尿路結石、関節痛 ・上皮性ガン ・皮膚角質化	肝油 レバー バター チーズ 牛乳 卵黄
ビタミンC（アスコルビン酸）【水溶性】	コラーゲン合成 抗ウイルス作用 ステロイドホルモン合成 エネルギーづくり 解毒 発ガン予防（抗酸化作用）	・壊血病、骨軟化 ・感染症 ・疲労 ・不妊 ・肝機能低下 ・白内障 ・高脂血症	イチゴ レモン 柿 パセリ ブロッコリー ピーマン イモ 緑茶
ビタミンE（トコフェロール）【脂溶性】	ステロイドホルモン合成 解毒 抗血栓作用 血液循環を正常に保つ 抗老化、抗ガン（試験用作用）	・不妊、流産 ・公害に弱い ・血栓症 ・動脈硬化 ・高脂血症 ・感染症 ・ガン	アーモンド 大豆 コムギ胚芽 落花生 ウナギ エンドウマメ シジミ アユ

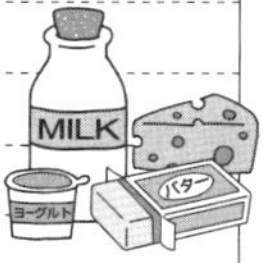

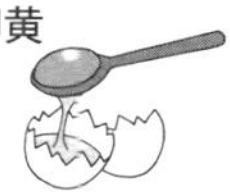
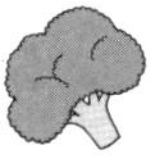
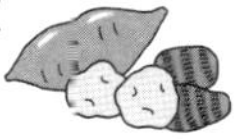
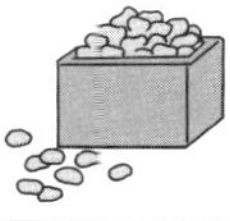
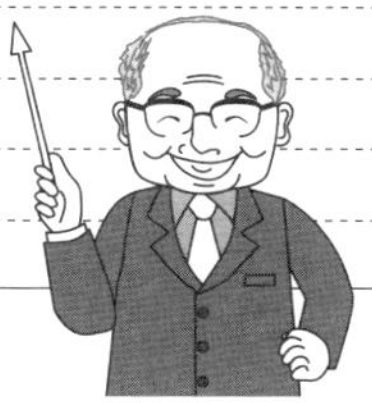

貧血には鉄分よりタンパク質

知り合いから、大学生の娘さんが貧血で困っているという相談を受けたことがあります。医者に通って3年もたつのに、少しもよくならないそうです。鉄剤を与えつづけているとのこと。これではよくならないのも無理はありません。

いまでも貧血で苦しんでいる女性は少なくありません。とくに、過剰なダイエットが原因になっていることが多いようです。そして、医者の対応は昔から少しも変わっていません。「貧血は鉄分の不足が原因」というマニュアルにしたがって、鉄剤を出すだけです。

しかし、実際に私の知り合いの娘さんがそうだったように、鉄分を補給しただけで貧血がよくなることはありません。貧血とは、赤血球の中にあるヘモグロビン（血色素）の量が不足している状態のことをいいます。ヘモグロビンは酸素を運ぶ役割を持っているので、これが足りなくなると組織の末端で酸欠状態が起こり、そのため顔色が悪くなったり、立ちくらみを起こしたりするのです。どうやってヘモグロビンを増やすかが、貧血対策のポイントになります。そこで何を考えればいいのか。足りないものを増やすには、そ

主なビタミンのはたらきと性質 2

一般名（化学名）	はたらき	欠乏症状	供給源
ビタミンB_1（チアミン）【水溶性】	ブドウ糖利用 エネルギーづくり アルコール分解 神経機能の維持 （神経伝達物質として働く） 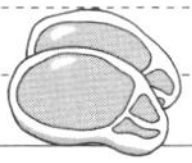	・疲労、倦怠、動悸、息切れ ・筋力低下 ・脚気 ・物忘れ、イライラ、居ねむり ・脳症	豚肉 焼ノリ ゴマ 落花生 ウナギ タイ 卵
ビタミンB_2（リボフラビン）【水溶性】	脂肪酸利用 エネルギーづくり 解毒 生殖・成長を助ける 免疫力を保持 抗酸化作用 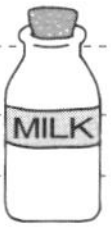	・粘膜（口腔など） ・皮膚・目の炎症 ・ニキビ ・疲労、体重減少 ・流産 ・感染症 ・うつ	焼ノリ 干しシイタケ アーモンド 納豆 卵 豚肉 牛乳
ビタミンB_6（ピリドキシン）【水溶性】	アミノ酸利用 神経伝達物質合成 免疫機能の維持 造血を助ける 抗炎症作用 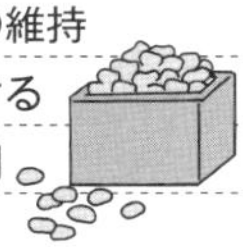	・動脈硬化 ・つわり、けいれん ・感染症 ・貧血 ・関節炎 ・ゼンソク	イワシ 大豆 クルミ バナナ 豚肉 ジャガイモ
ビタミンB_{12}（コバラミン）【水溶性】	エネルギーづくり 神経の修復 生体リズム調節 免疫機能の維持 造血を助ける 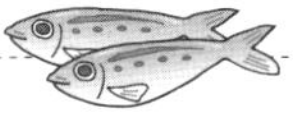	・倦怠、脱力感 ・知覚異常 ・神経痛 ・睡眠障害 ・染色体異常 ・悪性貧血 ・関節痛	カキ（貝） 魚卵 ニシン サバ 豚肉 イワシ 卵

れを作るための材料を仕入れればいいのです。

ヘモグロビンの材料は、グロビンというタンパク質とヘム鉄という鉄分です。医者の対応が間違っているのは、二つの材料のうちの鉄分のほうにしか目を向けていないところです。鉄分だけを与えても、ヘモグロビンは増えません。まず必要なのはタンパク質です。

それ以外にも、摂るべき栄養素はたくさんあります。ヘモグロビンが出来上がるまでには、ビタミンB_1とB_2と葉酸《ようさん》、ビタミンC、銅、ニコチン酸などが必要です。

鉄分も必要ですが、医者が出す鉄剤にはタンパク質もビタミン類も銅も何も入っていません。事実、3年も鉄剤を飲まされていた女子大生は、私がタンパク質やビタミンの摂り方を指導しはじめ、3カ月で貧血が治ってしまいました。彼女も、やはりダイエットが貧血の原因だったそうです。人間には1日に体重の1000分の1の良質なタンパク質が必要です。それだけのタンパク質を確保するのは、ふつうの食事をしていても容易ではありません。ダイエットで食事を減らせばますますタンパク質は不足してしまいます。

それにしても、医者の発想は短絡的すぎます。高血圧には減塩、骨にはカルシウム、そして貧血には鉄分。どれをとっても間違いだらけです。そのお陰で何年も病気が治らずに苦しんでいる人がいることを思うと、本当にため息が出ます。

第2章

分子生物学こそ、ほんとうの医学

人体のフィードバック作用の驚異

すべての生物は、「個体」と「種」の保存を目的として生きています。自らを滅ぼすために存在する生命など一つもありません。したがって体の器官や機能は、個体や種の保存という目的に合致するようにできています。これが生体の「合目的性」です。簡単に言えば、体には病気や危険を避け、自ら健康になろうとする力があらかじめ備わっているのです。

たとえば毒を飲み込めば自然に解毒作用が働きます。砂嵐が起これば、眼球を保護しようと反射的にまぶたが閉じます。強いストレスを受ければ抗ストレスホルモンが体内で作られ、ウイルスが入ってくれば対抗手段としてインターフェロンが作られます。

電気工学の世界には、「フィードバック」という用語があります。電気回路で出力の一部が入力に送り返されることによって出力が増減することで、たとえばサーモスタットのような自動制御装置に利用されている働きのことです。要するに、電気回路が自己調節を行なうのです。生体の合目的的な活動は、このフィードバックと同じだといえます。冷蔵

分子栄養学で一番大切なのはタンパク質

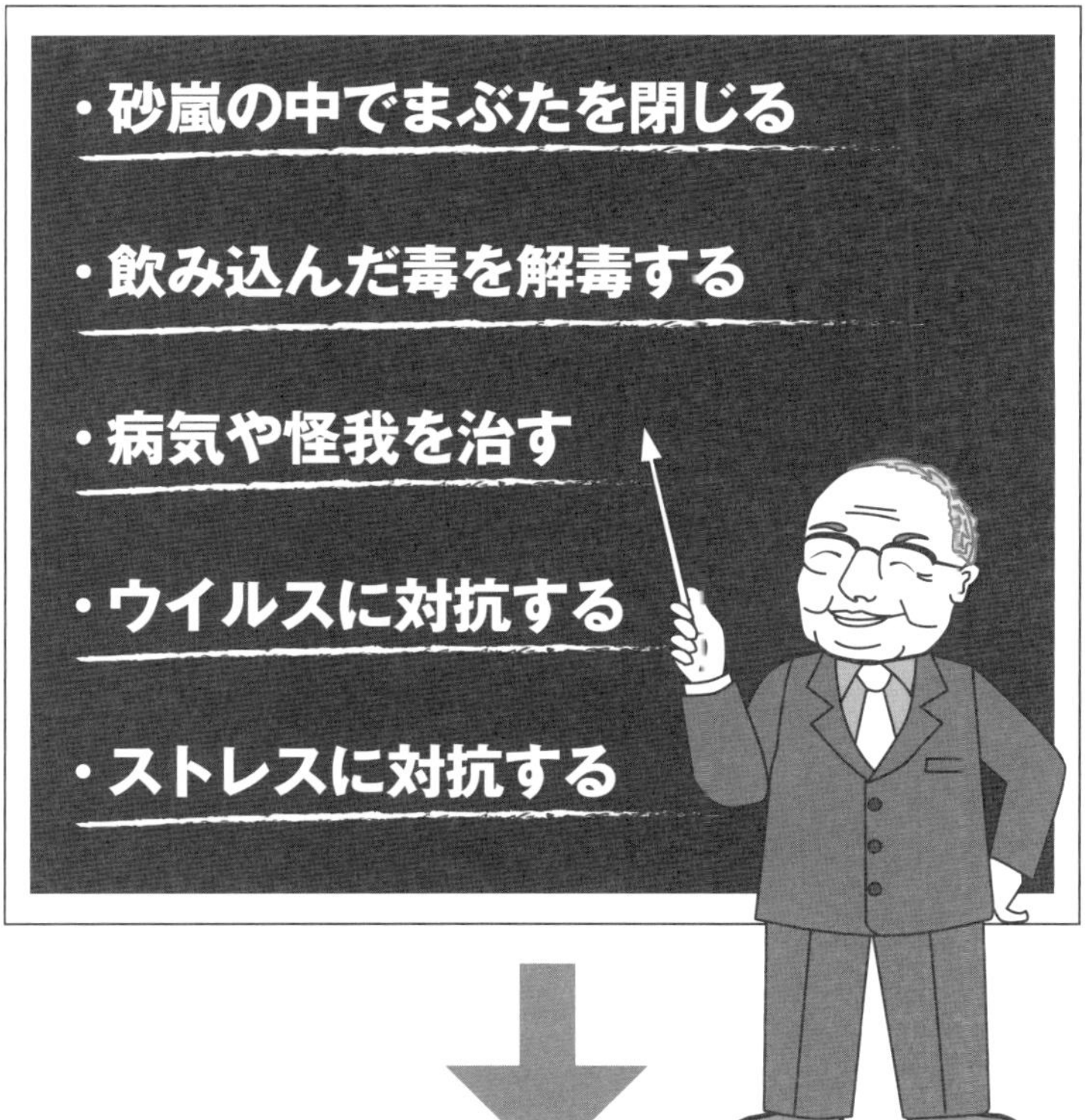
・砂嵐の中でまぶたを閉じる
・飲み込んだ毒を解毒する
・病気や怪我を治す
・ウイルスに対抗する
・ストレスに対抗する

人体がそのときどきの目的にかなって動くためには

タンパク質が第一に必要！

庫の温度が上がりすぎれば、電気回路のフィードバックによって適温まで下げられます。もちろん、体がフィードバックを行なうからといって、すべての病気や怪我が放っておいても自然に治るというわけではありません。

人体がフィードバックを行なうためには、エネルギーや物質が必要になります。そこでまず求められるのは常にタンパク質です。そもそも、タンパク質に相当する「プロテイン」という英語は、「第一のもの」という意味です。だからというわけではありませんが、私の理論もタンパク質に関する考察から始まっています。読者の皆さんも、人体の合目的性を第一に保証するのはタンパク質だということを、肝に銘じておいてもらいたいのです。それが、私の唱える「分子栄養学」の基本です。

タンパク質の摂取は「量」より「質」が決定的

従来の栄養学でも、タンパク質の重要性は指摘されています。その点では、私の説く分子栄養学と変わりはありません。これまでの〝古典的栄養学〟も、私の分子栄養学も、人間は一日に体重の1000分の1のタンパク質を摂取することが必要だと言っています。

しかし、従来の栄養学はタンパク質の「量」だけを問題にし、「質」に目を向けてきませんでした。そこが私とは根本的に違う点です。

もしタンパク質の「量」だけを問題にするのであれば、たとえば体重50キログラムの人は、単純に50グラムのタンパク質を含んだ食品を食べればよいということになります。仮に、牛肉の塊のうち半分がタンパク質だとすれば、それを100グラム食べれば事足りるわけです。

その程度の量を食べるだけですむなら、そうむずかしいことではありません。誰でも、100グラムぐらいの肉は日常的に食べていることでしょう。

だから、これまでの栄養学はタンパク質の摂取量について危機意識を持っていませんでした。あえて声高に「タンパク質を摂りましょう」と叫ばなくても、たいていの人は十分にタンパク質を摂取していると判断されてきたのです。

しかし、どれだけタンパク質を摂取しても、その「質」が低ければ十分とはいえません。つまり、より正確に言えば、人間は一日に体重の１０００分の１の〝良質〟タンパクを摂取する必要があるということなのです。

では、何がタンパク質の「質」を左右するのでしょうか。タンパク質は、20種類のアミノ酸をさまざまな順序で並べたものです。その並べ方によって、タンパク質の性質が決まってきます。食品から摂取したタンパク質が、そのまま体の部品になるわけではありません。摂取したタンパク質に含まれるアミノ酸が、体内で必要な形に並べ替えられるのです。

そのアミノ酸の並べ方を指示するのが、ＤＮＡです。ＤＮＡはタンパク質の構造を暗号化した設計図です。そこでいう「構造」は、アミノ酸の並べ方を意味しているわけです。

タンパク質の「質」が問われる

従来の栄養学

＝「体重の1000分の1のタンパク質を摂る」

分子栄養学

＝「体重の1000分の1の**良質なタンパク質**を摂る」

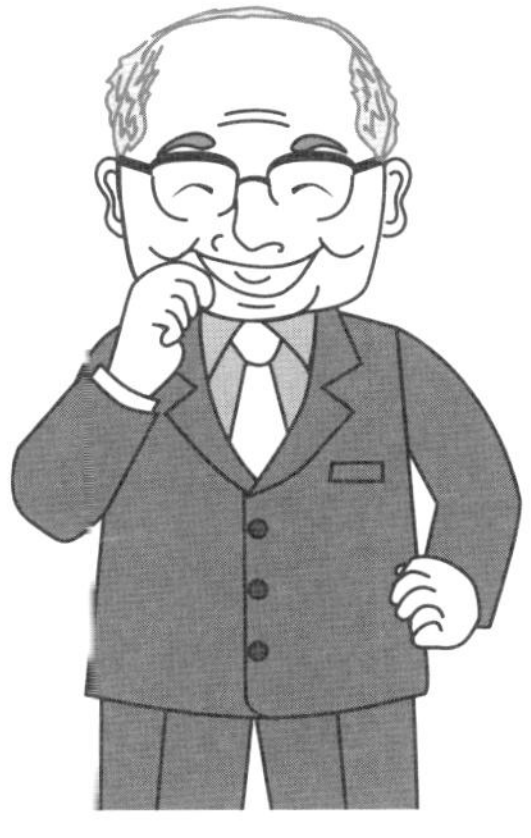

タンパク質は、20 種類のアミノ酸をさまざまな順序で並べたものである。その並べ方によって、タンパク質の性質が決まってくる。

9種類の不可欠アミノ酸をどう摂るかがカギ

アミノ酸は、DNAの指令によって、細胞内のタンパク合成装置（リボゾーム）の上に並べられます。たとえば皮膚なら皮膚を作るために必要なタンパク質の構造に応じて、DNAが体内にあるアミノ酸を順番に呼び出します。教師が名簿順に生徒の名前を読み上げて出席を取るようなものだと思えばいいでしょう。

ただし、学校なら欠席者がいても授業に支障はありませんが、タンパク質は違います。DNAが呼び出したアミノ酸が体内で一つでも欠けていると、設計図どおりにタンパク質を作ることはできません。したがって、体内には常に20種類のアミノ酸がすべて用意されていなければならないのです。

20種類のアミノ酸は「可欠アミノ酸」と「不可欠アミノ酸（必須アミノ酸）」の二つに分けて考えることができます。前者は人体が自前で作れるもの。後者は自前で作ることができないから、食品から摂取するしかないもので、「不可欠」とはそういう意味です。この不可欠アミノ酸は、20種類のうち9種類あります。

20種類のアミノ酸

不可欠

- L-バリン
- L-リジン
- L-ロイシン
- L-トリプトファン
- L-スレオニン
- L-イソロイシン
- L-フェニルアラニン
- L-メチオニン
- L-ヒスチジン

可欠

- L-アスパラギン酸
- L-セリン
- L-グルタミン酸
- L-アルギニン
- グリシン
- L-アラニン
- L-チロシン
- L-プロリン
- L-システイン
- L-アスパラギン
- L-グルタミン

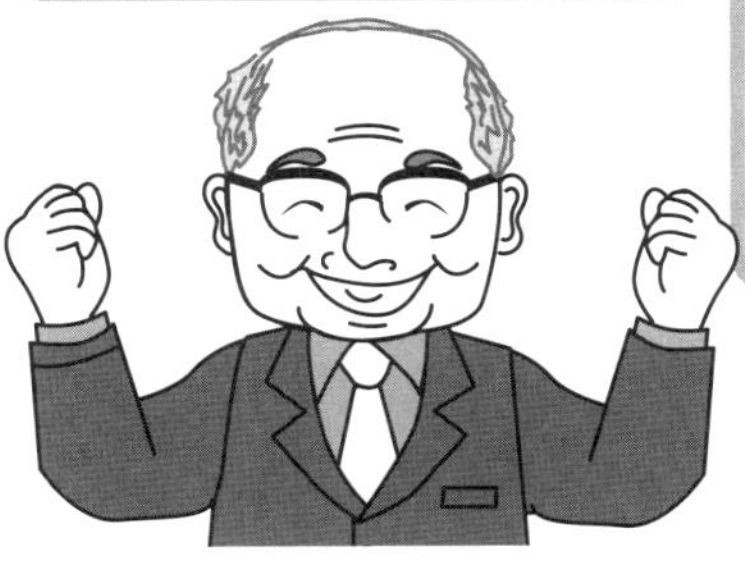

ここまで言えば、何が〝良質〟タンパクかは、もうおわかりでしょう。

人体に必要な９種類の不可欠アミノ酸を、人体が求めるのと同じ比率で含んでいるのが、良質タンパクです。私はこれを、１００点満点のタンパク質という意味で「プロテインスコア１００のタンパク質」と呼んでいます。アミノ酸の中身によっては、プロテインスコア80程度のタンパク質もあれば、プロテインスコア50のタンパク質もあります。

タンパク質の〝品質〟を表わすものとしては、「アミノ酸スコア」という従来の〝古典的栄養学〟における物差しもあります。たとえば牛肉は、アミノ酸スコアだと１００点満点の評価を受けます。しかしプロテインスコアでいうと、その牛肉も90にさえ届きません。

（編集部注・プロテインスコアもアミノ酸スコアも、ともに卵のアミノ酸組成を基準としてタンパク質の栄養価を表わすものとして考えられた歴史がありますが、現在、国際的に決められている食事摂取基準では「評点パターン」が用いられています。評点パターンは必要量パターンともいわれ、ＦＡＯ（国連食糧農業機関）、ＷＨＯ（世界保健機関）、ＵＮＵ（国連大学）の三者による合同委員会の協議により決められています。２００２年に改訂されました）。

タンパク源として卵と大豆、どちらが優秀か

私たちが日常的に口にする食品の中に、100点満点のタンパク質を含んだものはあるのでしょうか。たとえば、大豆はどうでしょう。

豆腐や納豆などの大豆で作られた食品だけでは、けっして十分なタンパク質を摂ることはできません。大豆のプロテインスコアは、56にすぎないからです。これを体重の1000分の1摂取しても、DNAの呼び出しには応えきれません。必要なアミノ酸のうち半分近くが「欠席者」という状態になってしまいます。したがって「大豆万能主義」はナンセンスと言ってよいのです。

では、どうするか。結論から言うと、DNAの要求を満たすことのできるプロテインスコア100の日常食品は卵しかありません。にもかかわらず、なぜ大豆万能主義が世界的に広まったのかというと、そこには経済的理由が存在します。国連のWHOは、卵が大豆よりはるかに優れたタンパク質であることは十分に承知していました。だがこの説を広めると、卵の供給不足が世界的に起こってしまいます。

す。

そこで、卵とは比較にならないほど大量に生産されている大豆に彼らは目をつけたのでたしかに、世界全体の問題を考える場合、こういったレトリックも仕方がないのかもしれません。政治的配慮ということでしょう。だが、真の健康とは何かを考えるとき、こういった政治的配慮は百害あって一利なしだと言わねばなりません。

シジミも100点満点のタンパク質ですが、日常的な食品ではありません。したがって、タンパク質は卵によって摂取するのが望ましいのです。しかし、毎日卵を体重の1000分の1も食べられるでしょうか。卵には脂質なども含まれており、1個の卵から摂取できるタンパク質はせいぜい7グラム程度です。ということは、卵を7個食べてやっと50グラム程度。体重70キログラムの人なら、毎日10個も卵を食べなければなりません。これでは、タンパク質は十分でも飽きてしまいます。

食品については第3章で詳しく述べますので、ここでは、十分なタンパク質を補給することが実はきわめてむずかしいことだけご理解ください。生活が豊かになり多くの日本人が「自分は十分にタンパク質を摂っている」と思い込んでいますが、それは間違いです。

良質のタンパク質が健康を作る

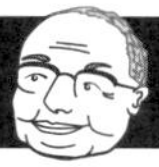

食品名	プロテインスコア	必要量（g）	食品名	プロテインスコア	必要量（g）
卵	100	79	すじこ	66	61
サンマ	96	52	サケ	66	58
イワシ	91	63	たらこ	64	60
マトン	90	68	うどん	56	687
豚肉	90	83	大豆	56	52
カジキ	89	48	なっとう	55	110
アジ	89	56	ソラマメ	55	260
鶏肉	87	55	アワビ	54	79
イカ	86	68	高野どうふ	52	36
そば	85	357	とうふ	51	327
ロースハム	84	64	トウモロコシ	51	516
チーズ	83	48	ピーナッツ	48	81
牛肉	80	65	ジャガイモ	48	1097
牛乳	74	466	食パン	44	284
オートミール	74	100	みそ	44	162
エビ	73	86	サヤエンドウ	36	772
米飯	73	652	マッシュルーム	23	1175
カニ	72	69	シイタケ	18	3700
タコ	72	95	コーンフレーク	16	694

プロテインスコア—食品に含まれるタンパク質の「良質度」（本文参照）
必要量—良質タンパク１０ｇ摂取に必要な食品量

古い材料のリサイクルより、新品の材料こそ重要

多くの人はアミノ酸のことなど気にしないで食生活を送っていますが、それで、ただちに体の部品が欠けてしまうようなことはありません。ＤＮＡの指令にしたがって、細胞は次々に作り替えられています。体内でいわばリサイクルが行なわれているからです。

細胞というのは、年がら年中工事をしている道路や建物のようなものです。たとえば家を建て直すとき、新品の材料が手元になかったらどうするでしょうか。本当は瓦も柱も新しくしたいのですが、どうしても柱の材料が手に入らないとなったら、やむをえず古材を使うしかありません。

アミノ酸の不足している体内では、これと同じリサイクルが行なわれています。ＤＮＡが呼び出したとき、新しいアミノ酸が「欠席」していれば、古いアミノ酸が代わりに「出席」するわけです。これでは、本当に健康な体を維持することはできません。新しい家は新しい材料で作るべきなのと同様、新しい細胞は新品のアミノ酸で作られるべきです。そのためには、食品のプロテインスコアに留意した食生活を送らなければなりません。

新しい材料で建てられた家のほうが丈夫

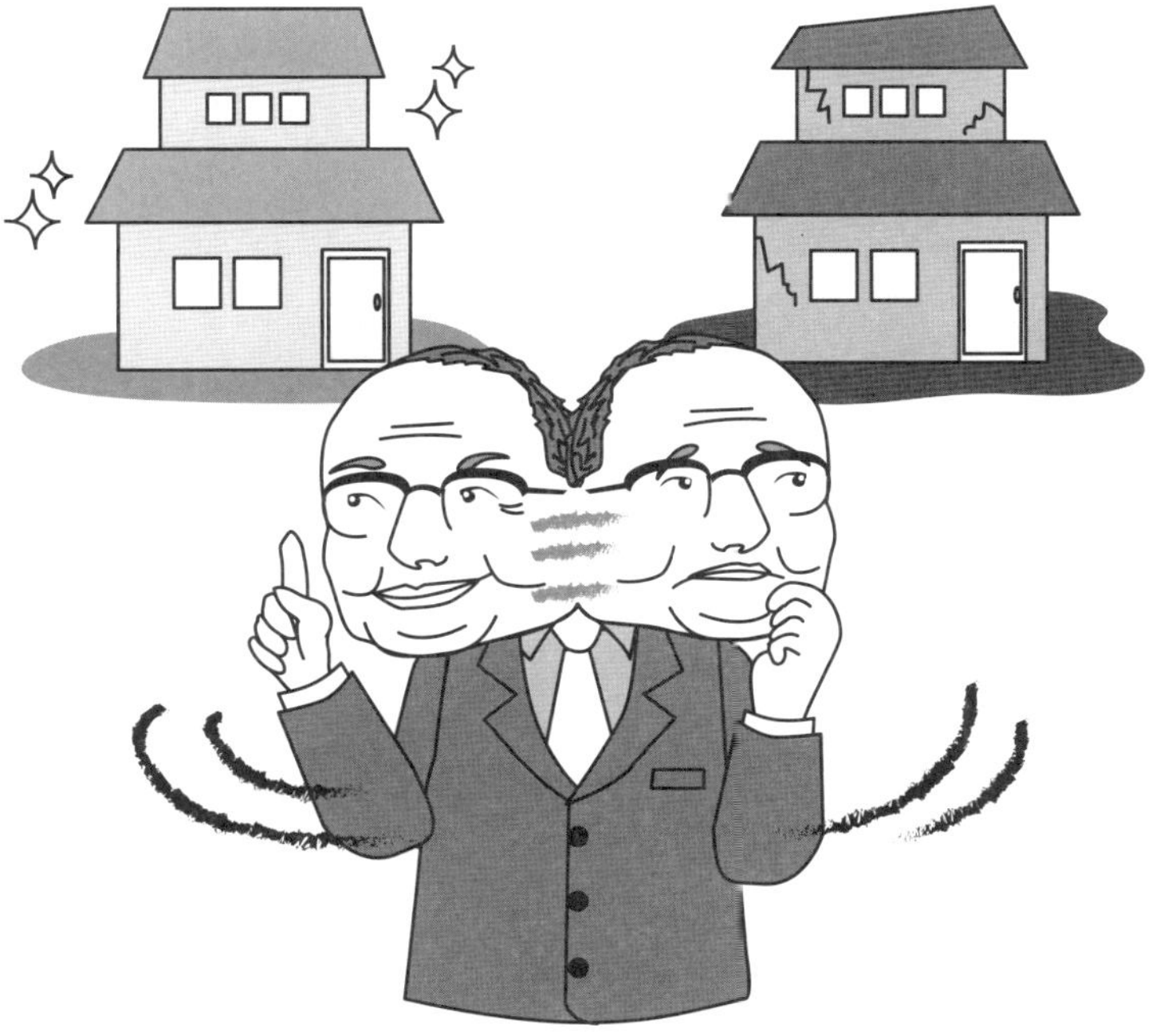

プロテインスコアに配慮する。“良質”タンパクが必要。

家を建て直すとき、新品の材料がなかったら、古材を使うしかない。同様に、アミノ酸が不足している体内では古いアミノ酸を代わりに使うしかない。これでは本当に健康な体を維持することはできない。

タンパク質の分子構造は、糖質や脂肪の分子にも共通している炭素・水素・酸素の化合物に、窒素が加わったものです。そのため従来の栄養学では、タンパク質の必要量を窒素の量によって判断していました。ある食品を食べたときに体内で窒素がどれだけ利用されるかを調べ、その量が十分ならタンパク質を十分に含んだ食品と判断するわけです。

しかし、これは、アミノ酸の意味や体内での働きを無視しているという点で、きわめて単純な考え方というしかありません。

日本でも、専門家によるタンパク質やアミノ酸についての研究は進んでいるようです。しかし、その目的や内容は、日常的な食生活とは遠いところにあります。いろいろなアミノ酸を使って新しいタンパク質を合成して、その働きを調べたり薬品としての可能性を探ったりしています。それも社会的要請といえるでしょうが、少なくとも、私たちが自分の健康を自主的に管理するうえで、役立つ情報を提供しているとはいいがたいのです。

これだけ遺伝子の研究が盛んになっているにもかかわらず、ＤＮＡとアミノ酸の関係に着目した栄養学が研究されてこなかったのは、思えば不思議なことです。だから、私がそれを始めました。私の分子栄養学は、最先端の科学理論である分子生物学と日常的な食生活を結びつける学問です。

分子栄養学は「個体差」の栄養学

遺伝子の成り立ちは、人によって異なります。まったく同じ遺伝子を持っているのは、一卵性双生児だけです。同じ両親から生まれた兄弟でも、父親と母親の遺伝子が同じように組み合わせられるわけではありません。両親の遺伝子がランダムに掻き混ぜられて、固有の組み合わせが出来上がります。だから、似たところはあっても兄弟の顔は少しずつ違うし、まったく似ていない兄弟も珍しくありません。

タンパク質について考える場合、こうした遺伝子の個体差を無視するわけにはいきません。それが遺伝子の指令によって出来上がっている以上、体内のタンパク質の構造も一人ひとり異なっています。姿かたちが違うだけでなく、脳の働きや体質が人によって異なるのも、タンパク質に個体差があるためです。

一人ひとりの遺伝子が違い、タンパク質に個体差があるのなら、栄養物質の摂り方もそれに応じたものでなければなりません。それが、分子栄養学の大前提となります。

人間の遺伝子は、2万3000個あるといわれています。そして、細胞内では、アミノ酸の並べ方によって10万種類のタンパク質が作られています。20種類のアミノ酸を並べ替えるだけでそんなに多くのタンパク質が作れることを、不思議に思う人がいるかもしれません。しかし、一つのタンパク質はアミノ酸を１００個以上も並べて作られています。多いものになると、１万個ものアミノ酸がつながっています。その複雑さを思えば、10万種類ものタンパク質が作れることも納得がいくことでしょう。

双子でも遺伝子や
体内のタンパク質の組成は違う

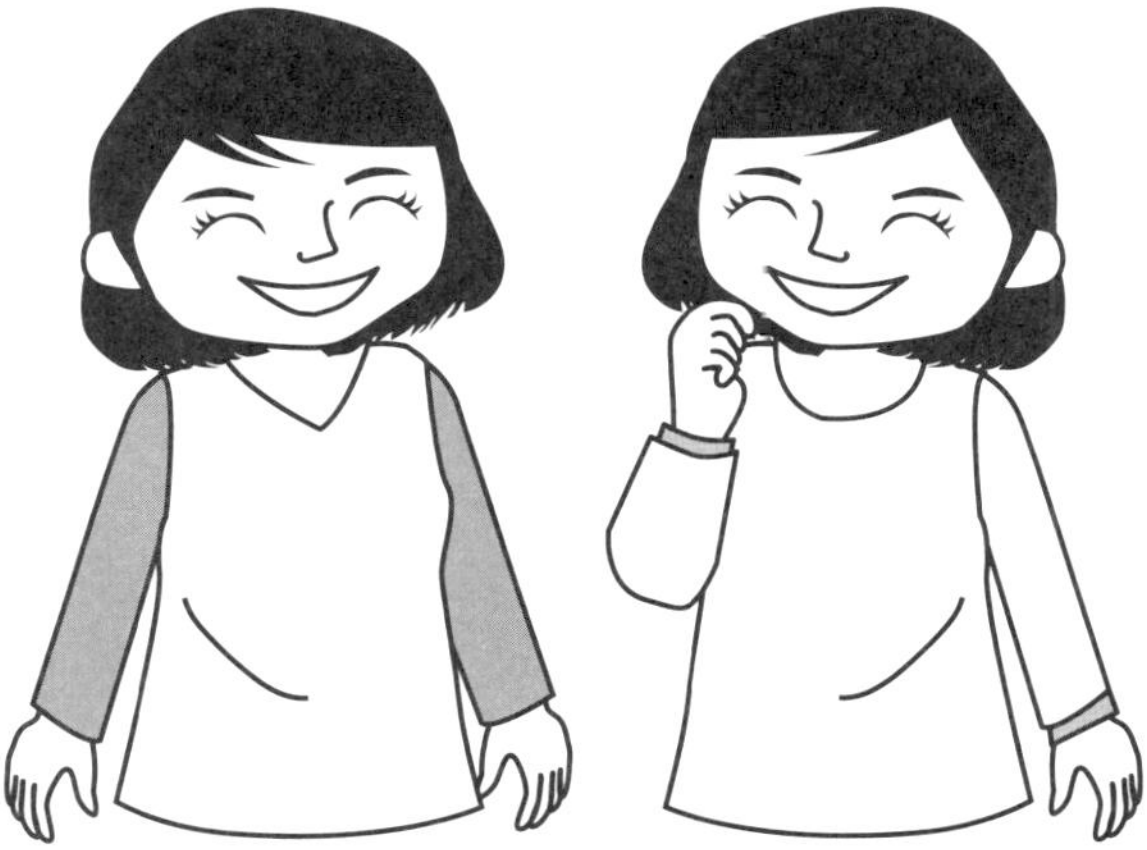

遺伝子の違いを個体差と呼ぶ。
栄養物質の摂り方も一人ひとり違う。

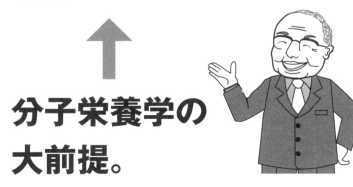

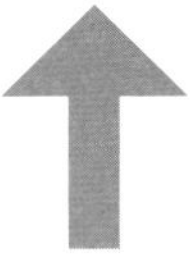

分子栄養学の
大前提。

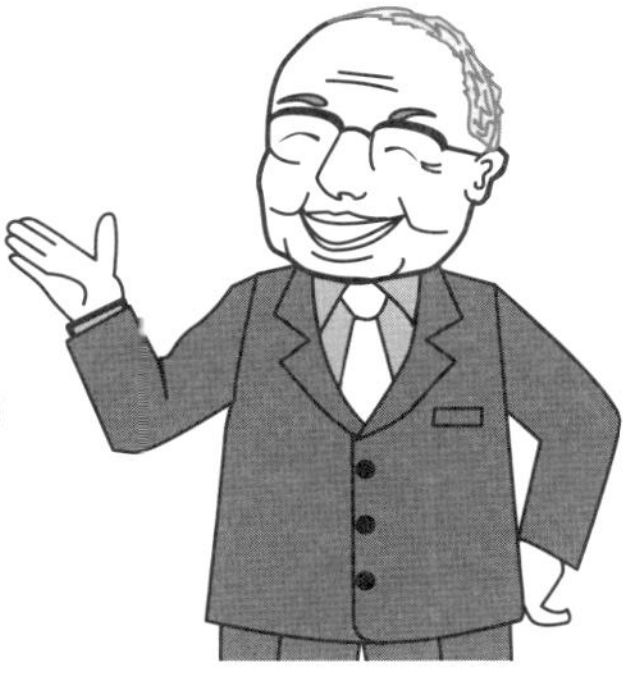

なぜ、人間は病気になるのか

10万種類のタンパク質を作る能力は、個体によって一つひとつ異なります。Aというタンパク質を作る能力は高くても、Bというタンパク質を作る能力は低いかもしれません。そして、あるタンパク質を作る能力が低ければ、そのタンパク質の不足が招く病気になりやすい体質になります。

生まれつき免疫をつかさどるタンパク質が十分に作れない人もいれば、インシュリン（タンパク質ホルモンの一つ）を作る能力が低いために若くして糖尿病になる人もいるわけです。したがって、そういった能力の低さを栄養物質でカバーすることができれば、医者の力を借りなくても体質的な弱点を克服できることになります。

では、どうやってカバーするのか。タンパク質を作る能力は、その作業をする酵素タンパクと協同因子として働くビタミンやミネラルの量と相関します。ビタミンやミネラルといったサポーターが足りなければ、タンパク質を作る能力も低くなります。ならば、そのサポーターを増やしてやればよいことになります。

人は生まれつき たんぱく質を作る能力に個人差がある

体内では 10 万種類のタンパク質が作られている

↓

その能力は個体によって異なる

↓

あるタンパク質を作る能力が低ければ、
そのタンパク質の不足が招く病気になりやすい

大量のサポーター

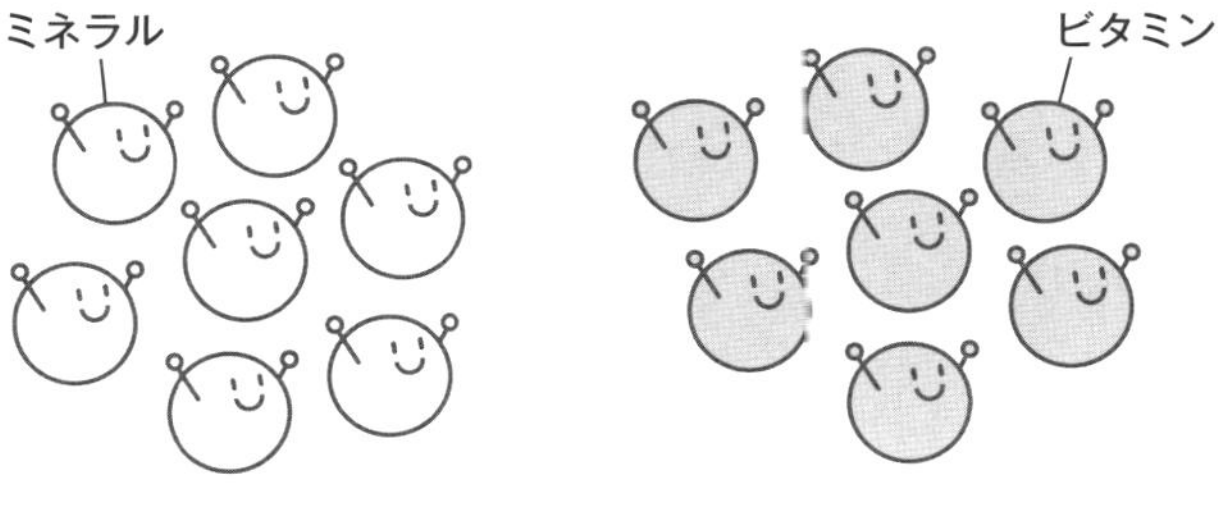

ビタミンやミネラルといったたんぱく質作りの
サポーターを体内に増やせば、

苦手なたんぱく質も ちゃんと作ることができる。

化学反応などは触媒《しょくばい》の存在が不可欠です。たとえばオキシドール（過酸化水素の水溶液）から酸素を作る場合、二酸化マンガンを入れるとただちに反応が進み、酸素が多量に発生します。この二酸化マンガン触媒の働きと同じなのが、人間の体の中で化学反応を促進させるための触媒である酵素、サポーターがビタミンとかミネラルなのです。

とくに協同因子として大きなウエイトを占めているのは、ビタミンです。これまでビタミンは「微量栄養素」といわれ、わずかな量を摂取していれば問題ないと考えられてきました。しかし実際には、微量のビタミンでも作れるタンパク質がある一方で、別の種類のタンパク質はその量では足りないこともあります。必要とするサポーターの量は、タンパク質の種類によって、また個体差によってそれぞれ異なるのです。

10万種のタンパク質すべてが微量のビタミンで事足りるということは、常識的に考えてありえません。わずかなビタミンしか摂取していなければ、かならずどこかにツケが回っているはずです。

なぜ、メガビタミン主義が「健康の元」なのか

タンパク質は10万種類もありますから、そのツケがどこに回っているかはわかりません。どのタンパク質が微量のビタミンで事足り、どのタンパク質に大量のビタミンが必要なのかは判断できないわけです。

しかし、どこかでかならずビタミンは不足しています。ならば、とにかく大量のビタミンを浴びるほど摂取しておけば、リスクは避けられるのではないだろうか。これが分子栄養学における「メガビタミン主義」の発想です。

この考え方をわかりやすく説明するために、私は「ビタミン・カスケード」というモデルを考案しました。「カスケード」とは「段々滝」を意味する英語です。それが転じて、化学の実験で液体が次々と流れ落ちるように容器を階段状に並べるようにした方法も、カスケードと呼ばれるようになりました。

ここでは容器の代わりに、たくさんの水車が上から下に向かって階段状に並んでいる様子を想像してください（123ページの図参照）。この水車がまわればタンパク質が合成

されます。上から流れ落ちる水がビタミンです。

生体内で10万種類のタンパク質を作るために起こる化学反応は、3000種類以上あるといわれています。つまり、このカスケードには1000以上もの段数があることになります。段々に並べられた水車は、人によって順番が違います。たとえばインシュリンの水車が一段目にある人もいれば、いちばん下にある人もいます。この順番の違いが「個体差」です。

流れ落ちる水の量が少ないと、上のほうにある水車は勢いよく回転しますが、下のほうの水車は動きません。ビタミンの摂取量が少ないと、下のほうにあるタンパク質をうまく作ることができないことになります。

しかも順番には個体差がありますから、たとえば微量のビタミンでインシュリンを作れる人もいれば、インシュリンのところまでビタミンが届かない人もいます。前者は糖尿病になりにくく、後者はなりやすいわけです。

1000以上もの段数がある水車のいちばん下の段まできちんと回転させるためには、それに見合った大量の水を流さなければいけません。こう考えると、ビタミンの大量摂取が必要である理由がよくわかると思います。

ビタミン不足が病気を作る

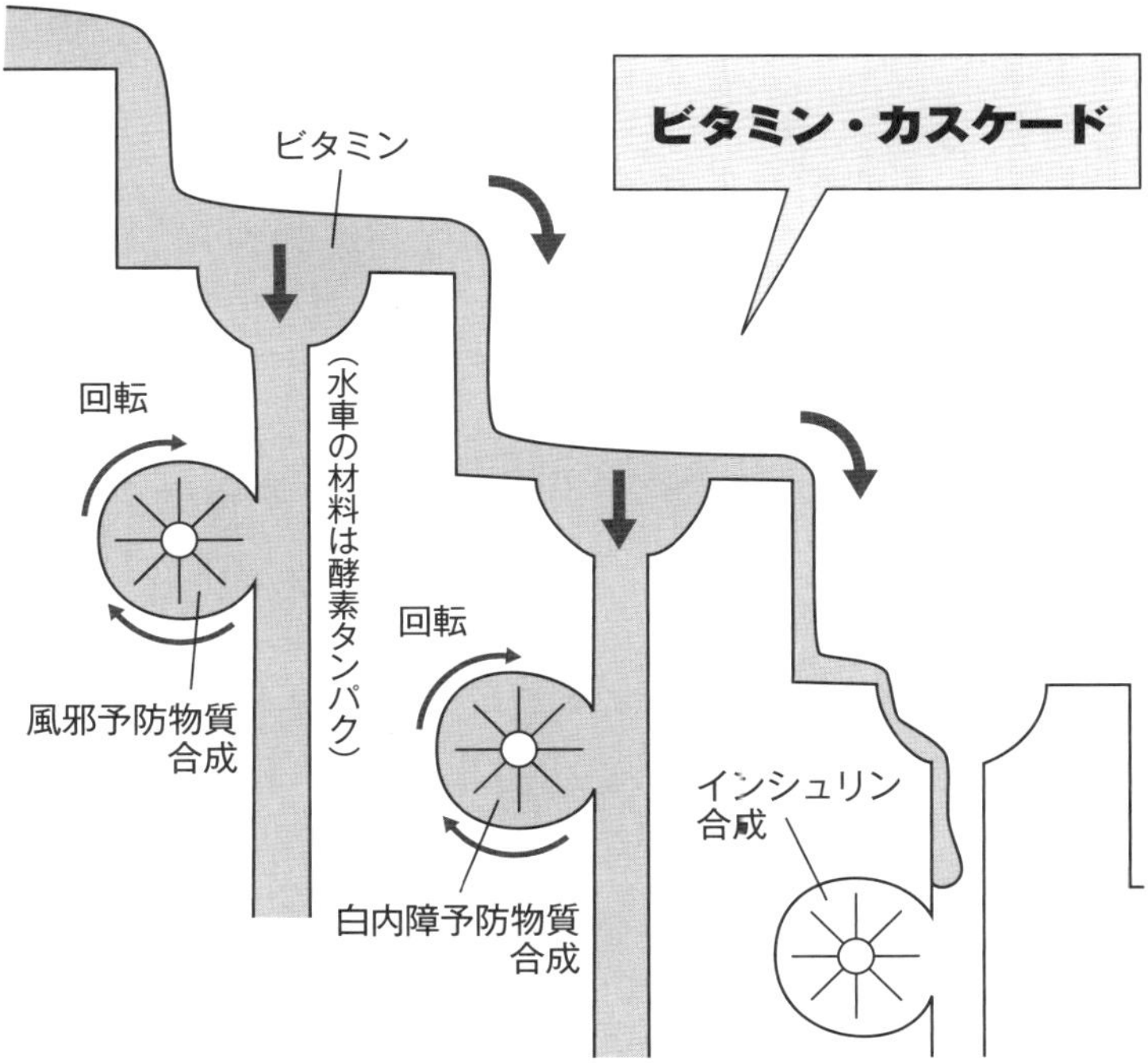

ビタミンを大量に摂取しないと、1000 段以上もある階段の下まで届かない。

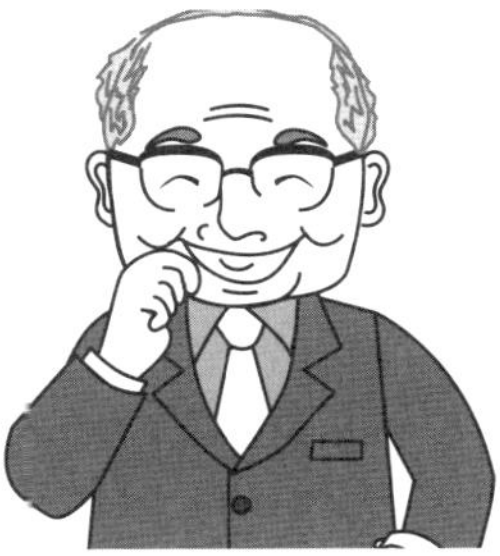

老化や病気の元凶は活性酸素

すでに述べたように、体内ではＤＮＡの指令にしたがってフィードバックが行なわれています。大量のビタミンを摂るメガビタミン主義によって、すべてのタンパク質がうまく作られるようになるということは、このフィードバックが順調に行なわれるということです。フィードバックが常にうまくいっていれば、歳を取っても皮膚が汚くなることはないし、臓器の機能が低下することもありません。

しかし、現実はそう簡単ではありません。タンパク質を作るのに必要なアミノ酸とビタミンを十分に摂取していても、老化や病気は起こってしまいます。人間が生きて活動していると必然的に、きわめてタチの悪い物質が体内に発生してしまうからです。それが発生することは、どんなに健康な肉体でも避けられません。正常に操業している工場からでも、必然的に産業廃棄物が生まれるようなものです。

この迷惑きわまりない物質を「活性酸素」と呼びます。

生きて活動しているだけで、そんなにタチの悪いものがどうして発生するのでしょう。

病気の元凶は「活性酸素」だった！

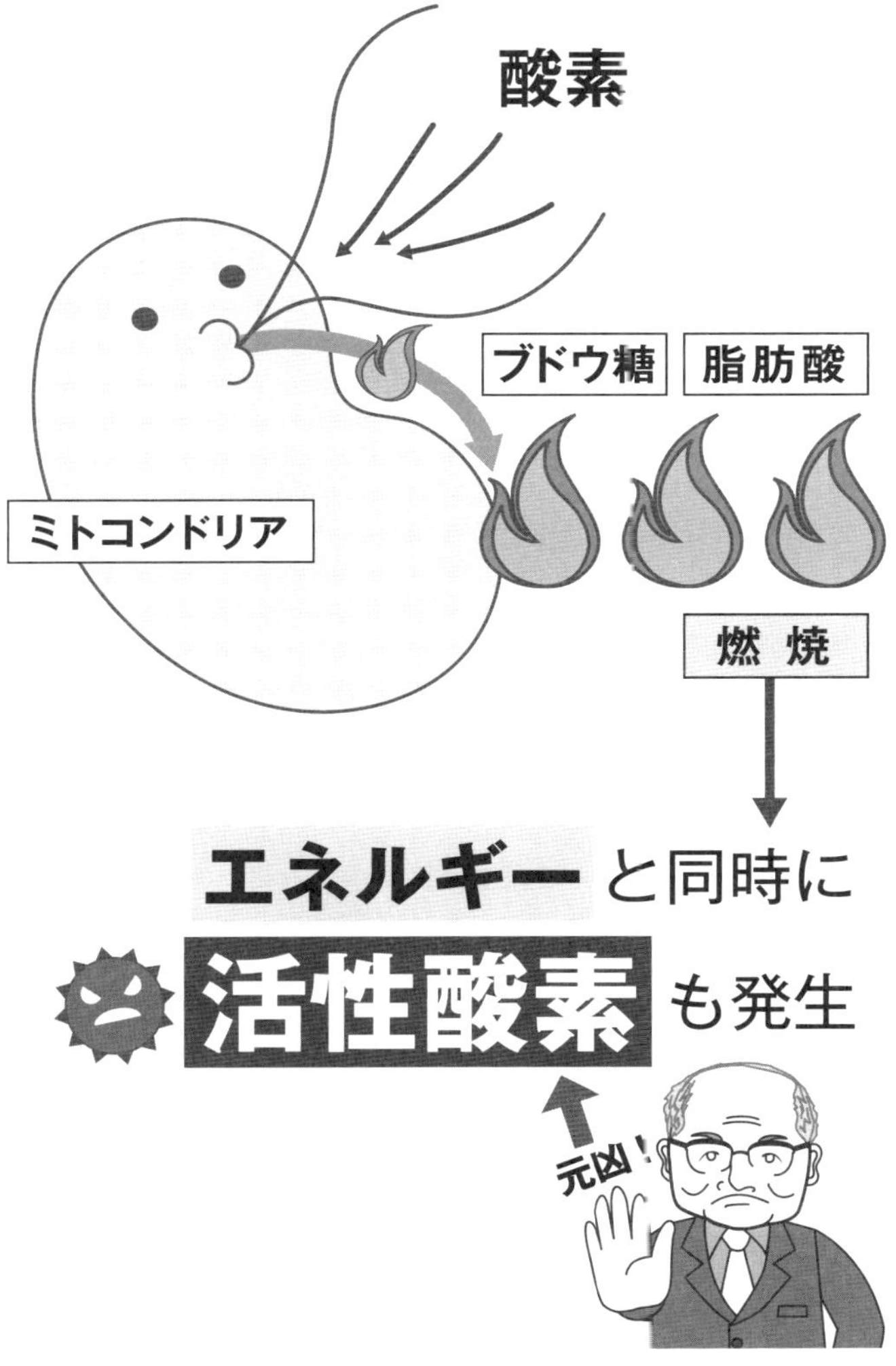

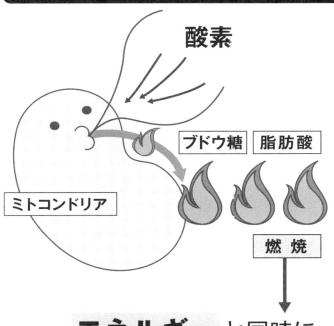

それは、生体の活動にはかならずエネルギーが必要になるからです。ここで、その仕組みを簡単に説明しておきましょう。

手足を動かすのはもちろん、食べたものを消化したり、細胞を作り替えたりする作業も、エネルギーがないとできません。睡眠中でさえ心臓は動いているわけですから、私たちは常にエネルギーを作っては消費するという作業を繰り返しています。

そのエネルギーを作る工場が、ミトコンドリアという小器官です。ミトコンドリアはソーセージのような形のもので、一つの細胞に平均1000個もあります。ここでブドウ糖や脂肪酸が燃やされて、エネルギーが作られるのです。

ミトコンドリアは、ブドウ糖や脂肪酸を効率よく燃やすために、大量の酸素を使います。その酸素のうち最低2パーセントが、活性酸素に変身してしまうと計算されます。体内では常にエネルギーが作られているわけですから、活性酸素も常に発生していることになります。

活性酸素は細胞の「電子ドロボー」である

活性酸素は、体内でどんな悪さを働くのでしょうか。手っとり早くいえば、人間の味方だった酸素は、活性酸素に姿を変えたとたんに「電子ドロボー」という悪者になってしまうのです。

あらゆる物質は、分子の集まりです。さらに一つひとつの分子は、いくつかの原子の集まりです。その原子を見ると、原子核のまわりをいくつかの電子が回っていることがわかります。

ここで、ミクロの世界のルールを覚えてもらいたいのです。電子は原子核を中心にした一定の軌道の中にしか、存在を許されません。さらに、一つの軌道には2個の電子しか入れないというのがルールです。また、電子は一つの軌道から他の軌道へと飛び移ったり、いちばん外側の軌道にいる電子は他の原子とやりとりされたり共有されたりすることや、それによって、分子が作られることなどが、近代物理学によって明らかにされています。これはミクロの世界の掟《おきて》ですから、文句はつけられません。

ところで、生命の維持に欠かせない酸素の原子を見ると、電子の数は8個です。ふつう電子は2個ずつ、それぞれ軌道にいるはずですが、酸素原子は少々変則で、外側の軌道に1個ずつ入っています。

軌道に1個しかない場合、もう1個の電子を取り込もうとする性質があります。これが酸素の酸化力にほかなりません。大気中では、酸素原子が2個結合した酸素分子として存在しています。この形では、酸化力はさほど大きくありません。

けれども、体内で酸素が利用されるときには、酸素の電子配置がいろいろと変化します。それによって酸化力が強くなり、ルールどおりの電子のやりとりなどそっちのけで、強引に他から電子を奪おうとします。

これが、活性酸素の正体です。活性酸素の酸化力が必要もないのに発揮され、体内で悪行を働いてしまうのです。「電子ドロボー」と呼ぶ理由もおわかりでしょう。

電子ドロボーの被害者は、体内にあるタンパク質や脂質の分子です。ときには遺伝子が狙われます。電子を一つ横取りされたために、その分子の構造が変わり、本来の働きができなくなってしまいます。その結果、老化や病気が起こるのです。

活性酸素は電子ドロボー

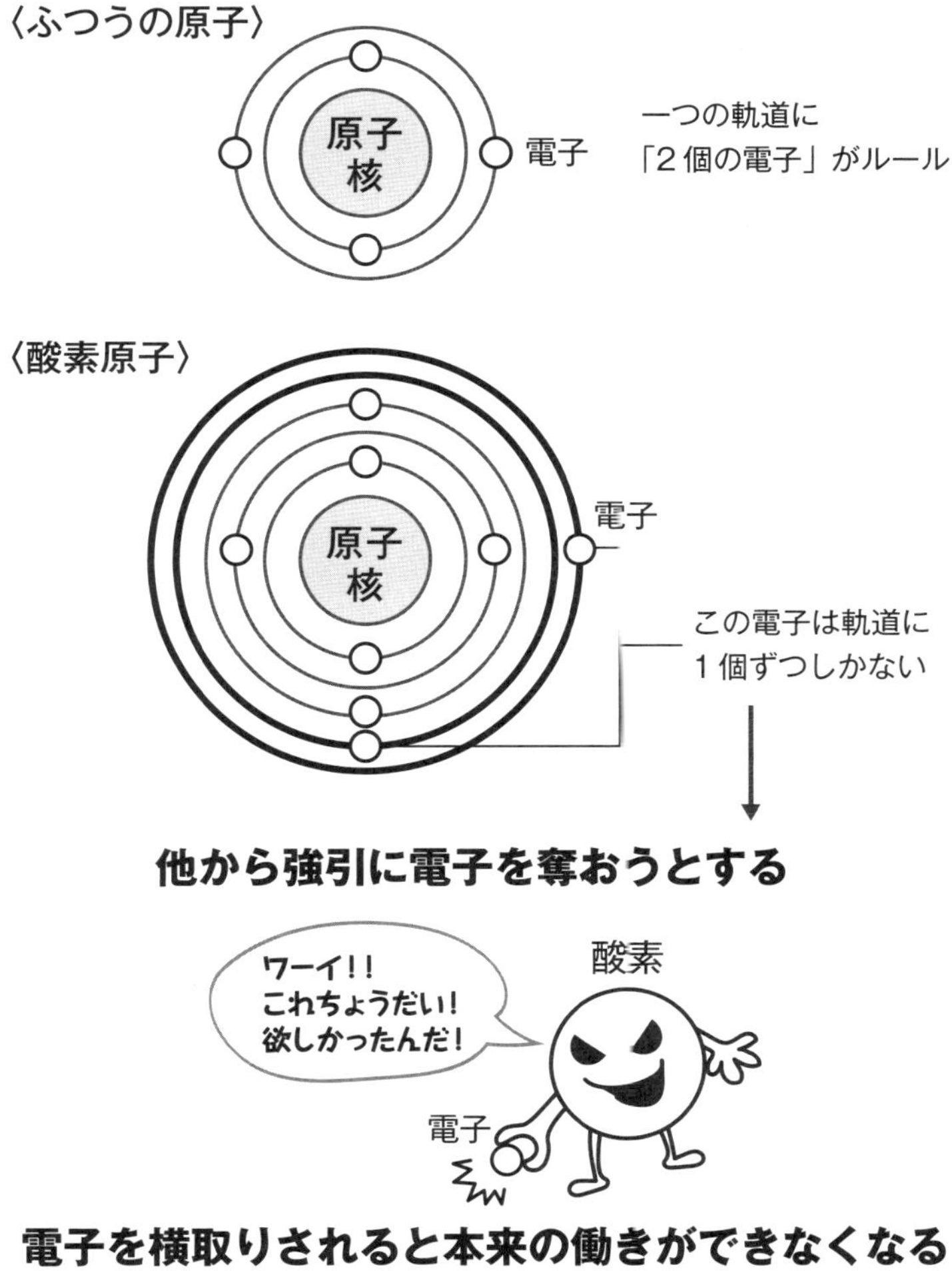
〈ふつうの原子〉
原子核
電子
一つの軌道に
「２個の電子」がルール
〈酸素原子〉
原子核
電子
この電子は軌道に
１個ずつしかない
他から強引に電子を奪おうとする
酸素
ワーイ!!
これちょうだい!
欲しかったんだ!
電子
電子を横取りされると本来の働きができなくなる

活性酸素は「人生の伴走者」

「活性酸素」という言葉を聞くと、なんとなく人間を「活性化」してくれる正義の味方のような印象を抱くかもしれません。しかし、現実はまったくの逆。

酸素の「活性」とは、酸化力のことです。鉄が錆《さ》びたり、古い油が黒くなったりするのも酸素の酸化力が原因です。酸化を化学の言葉で言うなら「他の原子や分子から電子を奪い取ること」なのです。よそから電子を奪い取る力、つまり酸化させる力が強いほど、活性の強い酸素ということになります。鉄が錆びるのと同じように、体内のタンパク質や脂質も活性酸素のおかげで酸化してしまい、変質するのです。

酸素が体に害を与えるといわれても、にわかには納得できないことでしょう。事実、私たちは酸素がなければ生きてゆけません。その酸素が一方で悪事を働くというのは、大いなる矛盾です。

しかし私たちは、その矛盾とうまく付き合いながら生きてゆくしかありません。それに、電子ドロボーも場合によっては役に立つのです。たとえば細菌やウイルスのような悪

活性酸素を食い止めるのは「スカベンジャー」

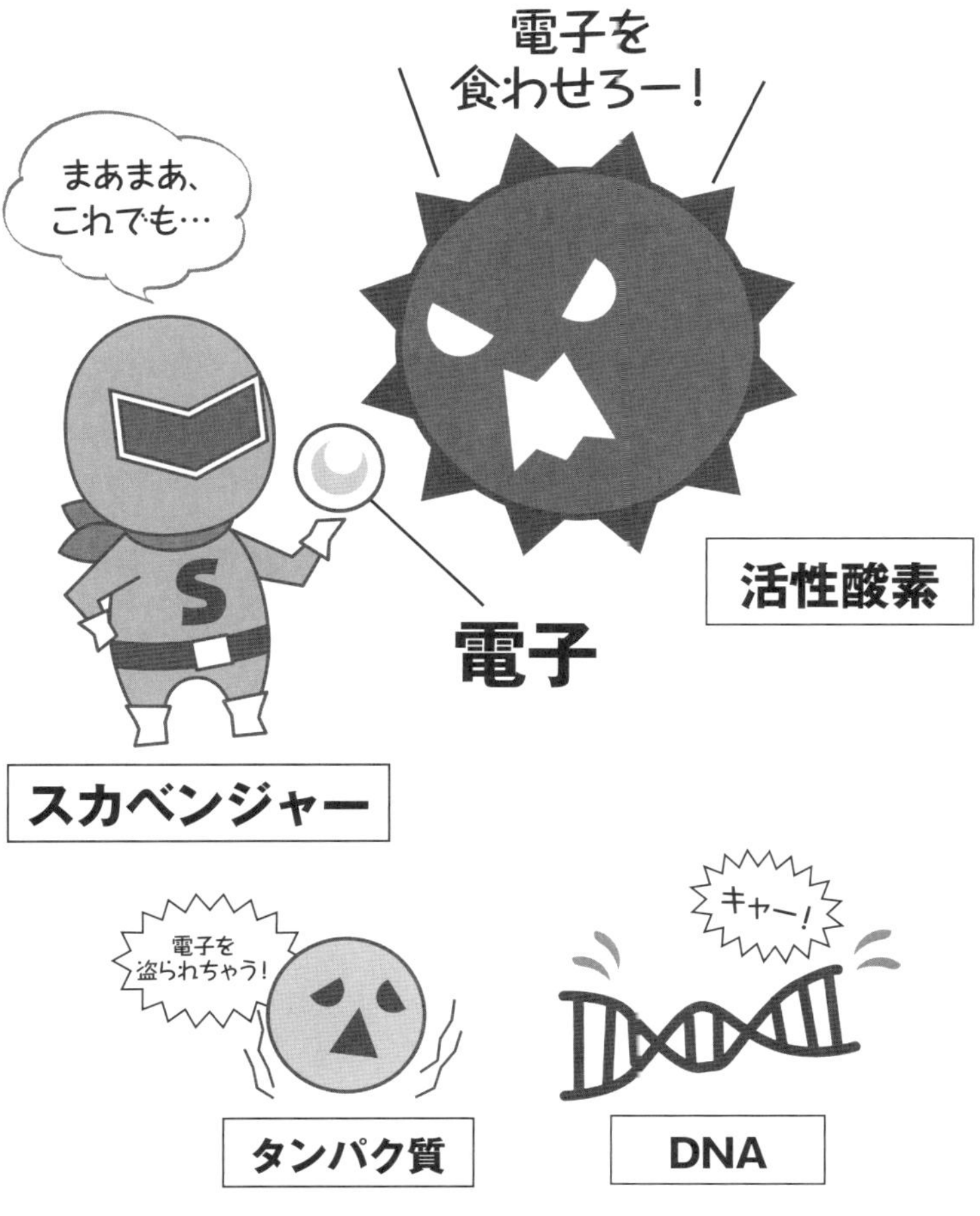

**DNA やタンパク質の身代わりになって
電子を差し出し、活性酸素をなだめる**

者も、電子を奪い取られると死んでしまいます。このときばかりは、活性酸素も私たちにとって正義の味方となります。排卵や受精などの活動も、活性酸素に電子を抜き取ってもらわないとうまくいかないようです。

いずれにしても、活性酸素は私たちの人生の伴走者です。迷惑なことのほうが多い伴走者には違いありませんが、生きるために酸素が必要である以上、活性酸素だけを切り捨てることはできません。大暴れしないように何とかなだめながら、この必要悪的存在と良好な関係を続けてゆくしかありません。活性酸素は、発生すればかならず電子ドロボーを働くから、それを食いとめることはできません。

しかし、その悪事が健康に悪影響を及ぼさないようにすることはできます。ＤＮＡやタンパク質が電子を奪われないよう、代わりに活性酸素に電子を差し出す物質を体内に置いておけばいいのです。

その「身代わり」役が、これまでに何度か登場した活性酸素の〝掃除屋〟スカベンジャーです。活性酸素は、電子を一つだけ盗めば満足してくれます。それ以上は盗みを働こうとはしません。だからスカベンジャーが素直に電子を渡して活性酸素をなだめるようにしておけば、老化の進行を遅くし病気を防ぐことができるわけです。

細胞がガンになるメカニズム

活性酸素によって電子を奪われると、その細胞は正常な状態ではなくなります。とはいえ、全部が死んでしまうわけではありません。大半は死んでしまいますが、「死なないけれど異常な状態」になるものがあります。実は、こちらのほうが人間にとって厄介な存在です。その中から、ガン細胞になるものが出てくるからです。

細胞は代謝回転を繰り返して常に作り替えられています。同じものをＤＮＡの指令どおり、そっくりコピーすることによって、一つの細胞が二つに分裂し、増殖していきます。しかし、たとえ正常な細胞であっても、永久に分裂を続けるわけではありません。細胞ごとに一定の回数が決まっていて、それが終わると分裂して増えるのをやめてしまいます。ふつうの細胞で、その回数は50回程度です。

その分裂の回数を決めているのが、テロメアと呼ばれる物質で、これは染色体の端についており、細胞が1回分裂するたびに、少しずつ切り捨てられてゆきます。このテロメアの長さがゼロになった時点で、細胞は分裂しなくなるわけです。

ところが、ガン細胞にはテロメアの数を増やす能力があります。テロメアを作る酵素を働かせるのです。正常細胞では、この酵素の働きをコントロールするＤＮＡの暗号部分を抑制タンパクがフタをしています。抑制タンパクはＤＮＡ暗号の読み取り部分にくっついて、スイッチのオン・オフの役割を担っているのですが、ガン細胞はそれが活性酸素によって壊されています。すると、いくら細胞が分裂してもテロメアが減りませんから、本来なら分裂を中止する時期になっても、細胞は増殖しつづけます。ガン細胞とは、ご存じのとおり異常に増殖する細胞のことです。

ただし、活性酸素の攻撃を受けてから一人前のガン細胞が出来上がるまでには、かなりの時間がかかります。１度や２度、電子ドロボーの被害者になっただけでは、一人前のガン細胞にはなりません。ガン研究の進歩で、発ガンするまでに段階があることが今ではわかっています。活性酸素に細胞が攻撃される最初の段階では、ガン抑制遺伝子が働き、ＤＮＡが修復されるのでガンにはなりません。修復されたガン細胞は、正常の細胞に戻るわけです。したがって、誰の体の中でも、実は半人前のガン細胞が生まれたり消えたりしています。１９９８年に話題になったｐ53遺伝子など、ガン抑制遺伝子は次々と発見されており、その数は少なくありません。

ガン細胞は異常に増殖する

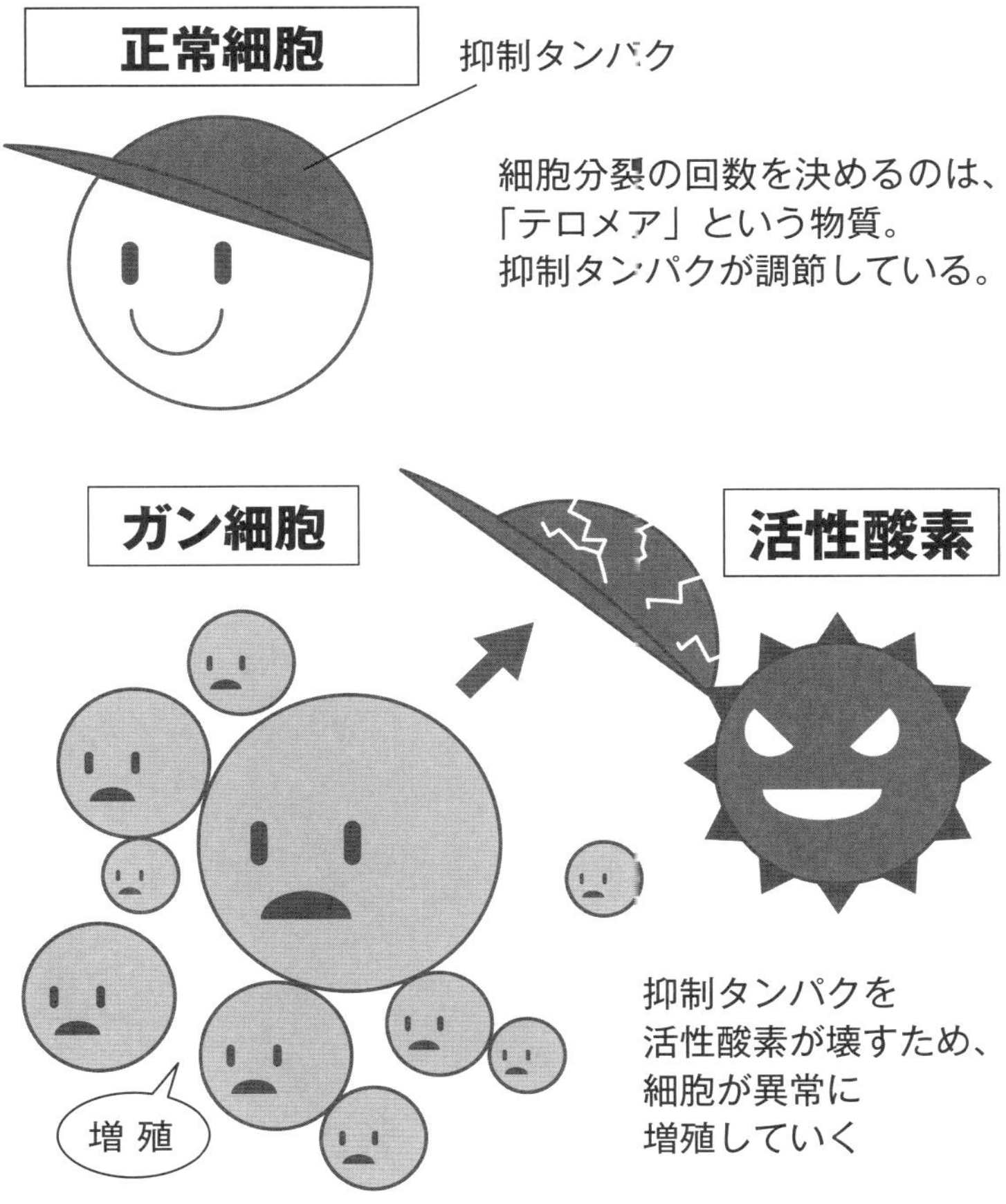
正常細胞
抑制タンパク
細胞分裂の回数を決めるのは、
「テロメア」という物質。
抑制タンパクが調節している。
ガン細胞
活性酸素
増殖
抑制タンパクを
活性酸素が壊すため、
細胞が異常に
増殖していく

しかし、１度や２度の攻撃では
ガン抑制遺伝子の働きでガン化しない。

ガンの発病には、本来、20年もかかる

しかし、そのうち何段階かの突然変異が続いて、細胞の形も性質も変わりはてた異常な状態となります。これが、一人前のガン細胞です。最初に活性酸素の攻撃を受けてから、一人前のガン細胞になるまで、およそ19年から20年かかるといわれています。

人間ドックなどの検査で発見されたときには、すでにガン細胞は一人前になっています。つまり、今、医者からガンの告知を受けた人でも、実は20年近く前から半人前とはいえガン細胞を持っていたことになります。

しかも発見された時点で、ガン細胞の数は10億を超えているのがふつうです。医者は盛んに「ガンは早期発見が大切だ」と言いますが、20年もたってから発見されるのでは「早期」という言葉がひどく空しく聞こえてしまいます。

ガンにかぎらず、多くの医者は病気を発見したところから仕事を始めます。もちろん、それが治療という仕事だし、病気の程度が軽いほうが治療しやすいから、医者は早期発見の重要性を強調するわけです。

大切なのは「治療」よりも「予防」

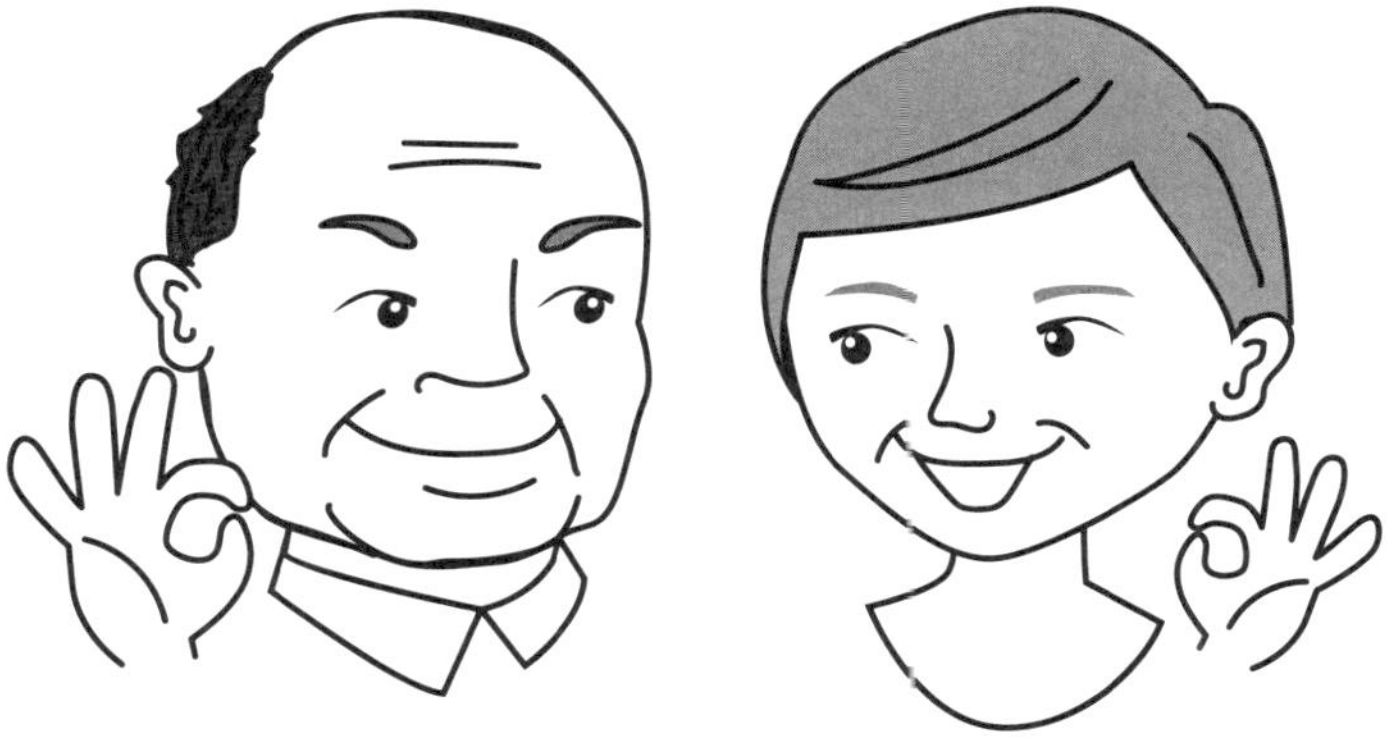

健康は自分で！

医者任せにせず、遺伝子の仕組みや活性酸素の働きに注目して、タンパク質やビタミンなどの栄養の摂り方を工夫する。

↓

健康自主管理

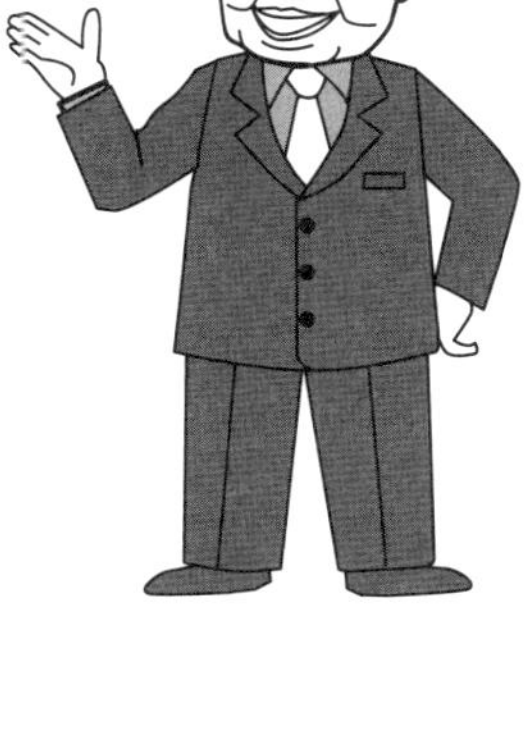

しかし、これからの医療で大切なのは「治療」よりも「予防」です。どんなに早期に発見されても、それがすでに病気として発症していることに変わりはありません。そうなる前に病気を防ぐためには、これまで述べてきたような遺伝子の仕組みや活性酸素の働きに注目して、タンパク質やビタミンなどの栄養の摂り方を工夫する必要があります。

ところが、そういったことに対する医学界の意識はきわめて低いのです。これだけ世間で注目されているにもかかわらず、活性酸素に関する知識を十分に持っている医者は10人のうち一人ぐらいでしょう。こんな体たらくでは、健康管理を医者に任せておくわけにはいきません。

ガン予防に不可欠なスカベンジャー

ここまでの話で、ガンの予防に何が必要かはご理解いただけたことと思います。要は、ガン遺伝子を抑え込む抑制タンパクが不足しないように気をつけることです。

そのためには、まず必要なアミノ酸を含んだ良質タンパクを十分に摂らなければいけません。そして、タンパク質作りの酵素と、そのサポーターとなるビタミンを大量に摂取すること。さらに、せっかく作った抑制タンパクが壊されないよう、「電子ドロボー」の活性酸素を退治してくれるスカベンジャーを忘れてはいけないということです。

活性酸素は、ミトコンドリアがエネルギーを作るときだけでなく、さまざまな局面で発生します。農薬や添加物を解毒するとき、細菌やウイルスの感染を防ぐために免疫が働くとき、紫外線、X線、放射線などを浴びたとき、そしてストレスを受けたときにも、活性酸素は出現します。

ガン予防に不可欠なスカベンジャー

ガン遺伝子を抑え込む
抑制タンパクの不足に注意！

- 必要なアミノ酸を含んだ良質タンパク質を摂取
- タンパク質作りに必要な酵素とビタミンを摂取
- 抑制タンパクが活性酸素に壊されないように
  スカベンジャーを摂取

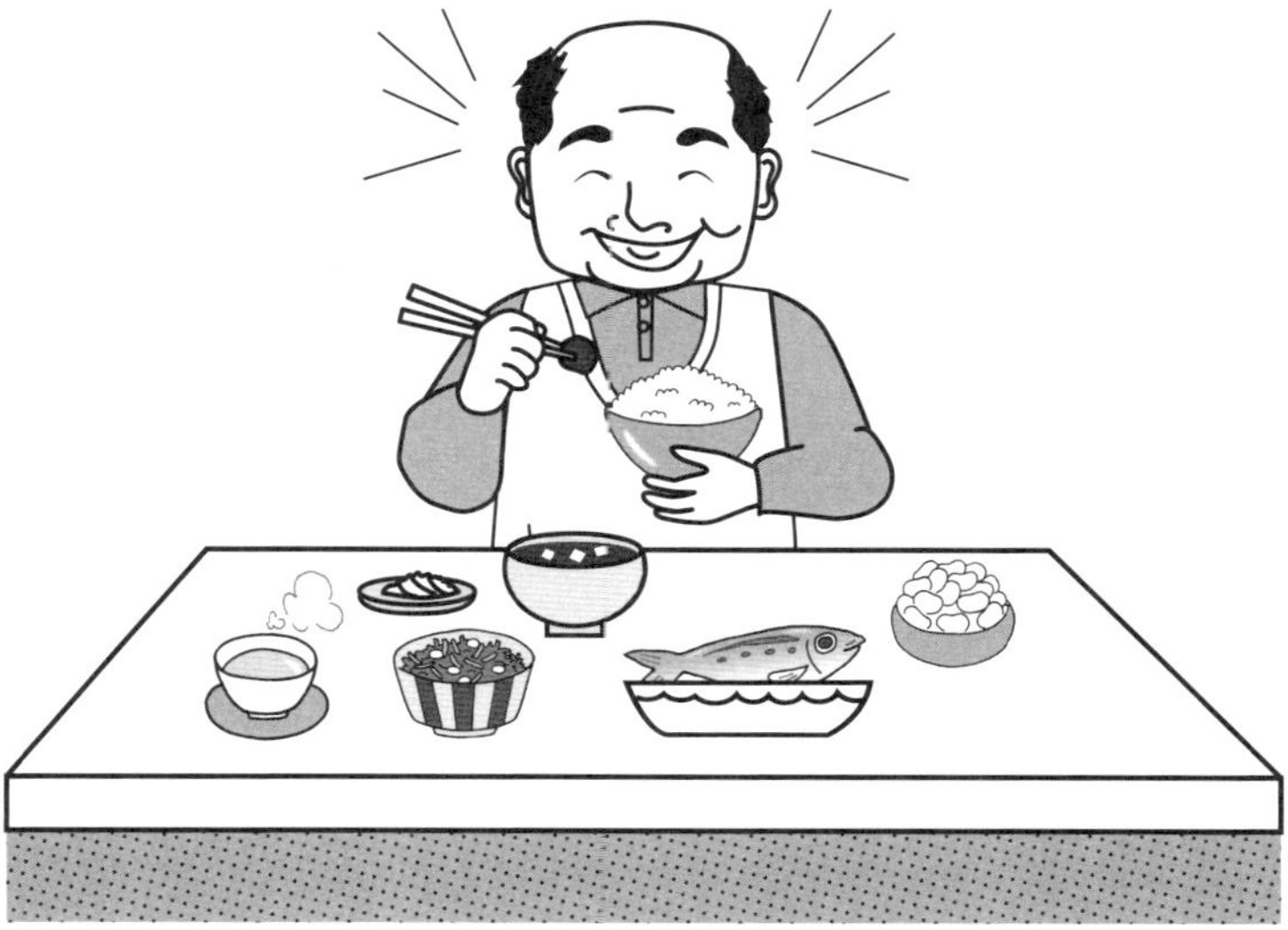

体を守る軍隊、ナチュラル・キラー細胞

体の合目的性からすれば、ガン発生に対しても、抵抗する手段があって当然です。もちろん、ガン細胞やウイルス感染細胞が発生したときも例外ではありません。実際にナチュラル・キラー（ＮＫ）細胞という用心棒がいて、ガン細胞やウイルス感染細胞を見つけるとたちどころに殺してしまうようになっています。ガン細胞にとっては、まさに天敵のような存在です。

このＮＫ細胞が敵を殺すときの手際は、実に見事なものです。ガン細胞やウイルス感染細胞に出会うと、その相手のどてっ腹にトンネルのような穴をあけてしまいます。そのときＮＫ細胞はパーフォリンと呼ばれる細長い板を何枚も並べてパイプを作ります。それを敵に突き刺すのです。ただ穴をあけただけではすぐにふさがってしまうでしょうが、こうするとトンネルが開通したままになります。そこから敵の中身が抜け落ちて、外から別の物質が流れ込んでくるため、さすがのガン細胞やウイルス感染細胞もただのゴミになってしまうのです。免疫学者の研究では、われわれの体内では、毎日数千個のガン細胞が出現

しているにもかかわらず、たやすくガンにならないのは、この頼もしいNK細胞がガン細胞を見つけしだい、殺してくれているからです。

NK細胞は免疫に関わる白血球の仲間であり、骨髄の中にいるおおもとの細胞（幹細胞）から生まれ、他の細胞と分かれて成長します。その誕生や成長過程には、タンパク質はもちろんのこと、ビタミンA、B_6やB_{12}などのビタミン類の助けが必要となります。体内にNK細胞を増やすには、栄養条件の比重も大きいのです。

人間は日常的にNK細胞の天敵と出会っています。それはストレスです。

ストレスを受けると、その対抗手段として副腎皮質が抗ストレスホルモンを出します。その代表が、コルチゾールというステロイドホルモンです。そこまではいいのですが、NK細胞には、なぜかコルチゾールのレセプター（受容体）があります。つまり、体内に発生したコルチゾールを自分のポケットで受けとめてしまうのです。それだけではありません。受けとめたとたんに、NK細胞はあっさりと死んでしまいます。

つまり、ストレスはNK細胞にとって最大の敵です。逆に、ガン細胞にとっては大いなる援軍ということになります。さらに困ったことに、コルチゾールなどの抗ストレスホルモンが副腎皮質で作られるときには、活性酸素が多く発生するのです。つまり二重の意味

ストレスはガンの援軍

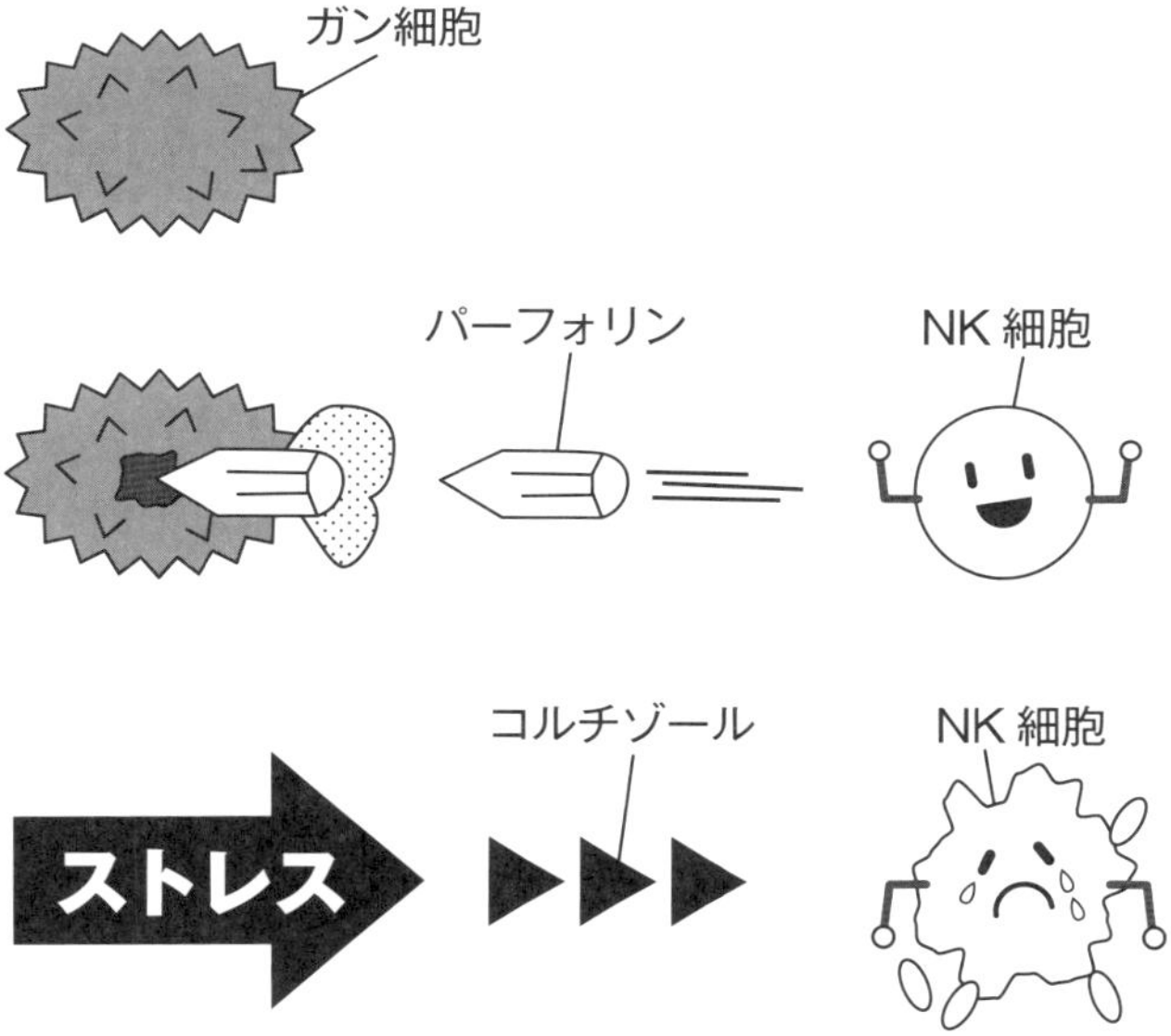

NK 細胞はパーフォリンという“武器”でガン細胞に穴をあけ、殺してしまう。NK 細胞にとってストレスは天敵で、抗ストレスホルモン（コルチゾール）を受けとめると死んでしまう。

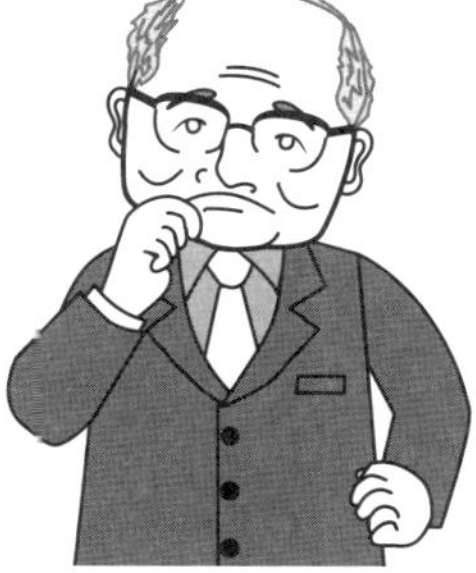

で、ストレスはガン細胞をサポートしているわけです。

人間が感じるストレスには、ピンからキリまであります。重大な悩み事や心配のタネを抱えていれば、自分でもストレスを実感するでしょう。当然、そのときはNK細胞がどんどん死んでいます。では、空腹を感じたときはどうでしょう。「腹が減ったな」と思うだけで、それがストレスになっているとは感じない人が多いのではないでしょうか。

しかし、これも体にとっては立派にストレスとして受けとめられています。事実、ある実験によれば、同じ日の朝食後と昼食前を比較すると、空腹になっている昼食前のほうがNK細胞が減っているといいます。ダイエットと称して食事を抜いたりするのは、わざわざ病気になりたがっているようなものです。

NK細胞を減らしたくなかったら、できるだけストレスを避けたほうがいい。些細《ささい》なことでくよくよ悩んでも、得るものは何もありません。ただガンの用心棒を失うだけです。

ニコニコしながらストレスを吹き飛ばしていると、NK細胞の減少を食いとめるだけでなく、それを増やすことにもつながります。「笑い」が体内のNK細胞を増やすという説もあります。古くから「笑う門には福来る」と言われてきましたが、先人の知恵にはほとほと感心させられます。

注意すべきは、やはり活性酸素の暗躍

先ほど説明したとおり、ガンの発生は、ガン遺伝子やガン抑制遺伝子の変異によることが明らかになっています。遺伝子の変異が活性酸素の仕業であることを見直すと、活性酸素こそが発ガン物質の親玉であることがわかります。

DNAは細胞の核の内部にあり、保護されています。したがって、核内で活性酸素を発生させるのでなければ、発ガンの犯人であるとはいえません。

こうした見地から、いま発ガン物質とされているものを眺めてみると、ほとんどが気にする必要のないものだといえます。発ガン物質と呼ぶのがふさわしいもの、つまり、私たちが警戒しなければいけないものはたった二つ、免疫抑制剤と放射線だけです。

免疫抑制剤とは、リンパ球などに作用して体内の異物を認識できないようにさせる薬のことです。たとえば臓器移植手術をした場合、移植された臓器は「異物」だから、拒絶反応が起きてしまいます。それを避けるために、免疫抑制剤が使われることになります。

生体を守るために備わっている免疫を抑制するのだから、当然、いろいろな副作用が生じます。細菌に感染しやすくなるし、骨髄や腎臓に障害を起こすこともあります。そして何より、ガンを避けるうえで問題なのは、免疫抑制剤がＮＫ細胞を抑え込んでしまうことです。天敵がいなくなるのだから、ガンは野放し状態になってしまいます。

とくに、自己免疫の患者に免疫抑制剤を投与すると、ガンになるケースが多いようです。事実、自己免疫やアトピーに対して免疫抑制剤を使った医者が、その発ガン性が明らかになったために訴えられるようなケースもあります。しかし、仮に裁判で勝ってもガンが治るわけではないのだから、正しい知識を持って自分自身で気をつけるのが最も賢明な策でしょう。

一方、放射線の危険性はずいぶん前から指摘されてきました。昔は子どもがかならず胸部のレントゲン検査を受けていましたが、最近は結核が少なくなったこともあって、検査自体が廃止されています。被曝《ひばく》量は積み重ねで増えていくから、レントゲン撮影は１回でも少ないほうがいいのです。

ただ免疫抑制剤と違って、放射線の場合は避けようと思っても避けられない事情もあります。地球上には自然放射線（宇宙線）があり、われわれはその中で生活をしているからです。自然放射線は絶えず、体を突きぬけています。それにより、体内の水分子が壊さ

警戒すべき発ガン物質はたった２つ

核内で活性酸素を発生させるものが発ガンの真犯人。

免疫抑制剤

NK細胞を抑え込む

放射線

体内の水分子が壊され、活性酸素が発生

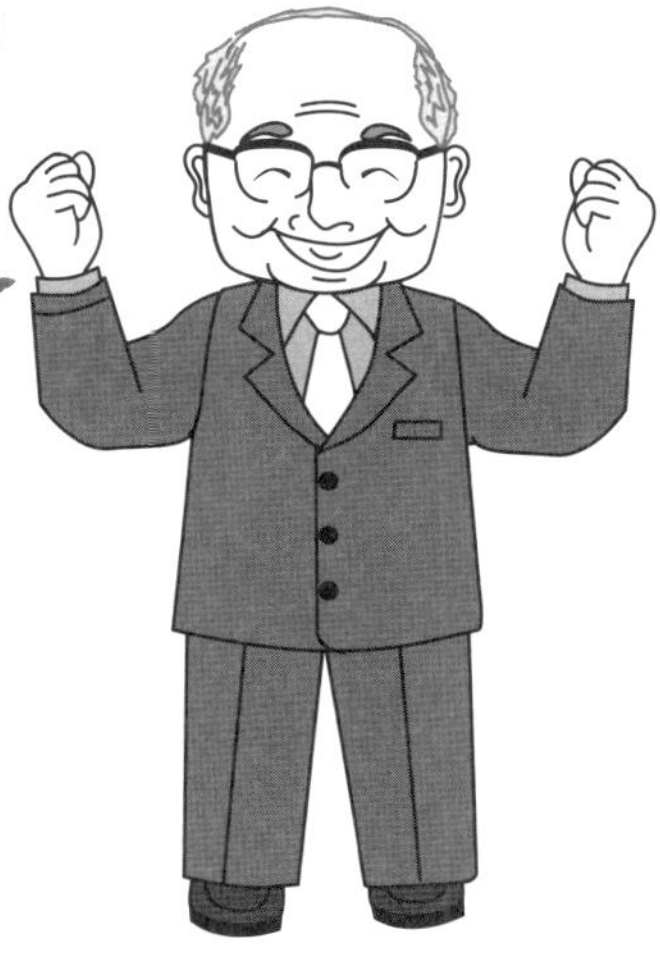

※オゾン層の破壊が進んでいるため、紫外線にも注意が必要。

れ、活性酸素が発生するのです。

放射線のように、体を突きぬける威力はありませんが、皮膚に影響を与えるのが紫外線です。最近は、UVカットを宣伝文句にした商品が化粧品だけでなく、衣料などにも増えています。UVとは紫外線のことで、紫外線にはエネルギーの大きいタイプや比較的穏やかなタイプがあり、このうち波長が短いほどエネルギーが大きく、皮膚細胞にダメージを与えます。

オゾン層が破壊されて地表に届く紫外線が増えているため、やがて日本でも皮膚ガンが増加すると予測する人もいます。ガンにまでならないとしても、紫外線は確実に皮膚を痛めつけています。小麦色に焼けた肌は健康的なイメージがあるのかもしれませんが、実はこれほど不健康な肌はないのです。

食物繊維を大量に摂れば健康にいいというウソ

かつては欧米人に多いといわれていた大腸ガンが、日本人にも増えてきました。

そこで浮上してきたのが、「欧米食有害論」です。伝統的な日本食を口にする機会が減り、欧米型の食生活が浸透するにつれてガンのでき方も欧米化してきた、というわけです。

しかし私は、95歳になるまで、欧米型の食事を敬遠したことなどありません。どちらかというと洋風の料理のほうが好きなぐらいで、ステーキでも何でもがつがつ食べてきました。ガンの本質を見極めていれば、むやみに欧米食を恐れる必要などないのです。

欧米人に昔から大腸ガンが多かったのは、たしかに彼らの食生活が関係しています。一般的に、欧米の食事には野菜が少ないので、食物繊維の摂取量が少なくなっていることが、最大の問題です。

食物繊維は、腸内細菌の餌になります。餌が少なければ、腸内細菌は減り、腸内細菌が減ると、大便の量が少なくなります。何と大便の三分の一は腸内細菌です。

食物繊維は腸で吸収されないため、発ガン物質を吸着して一緒に体外に排泄されます。要するに、欧米人に大腸ガンが多いのは大便の量が少ないからです。

逆にいえば、どんなスタイルの食事をしていようと、腸内細菌を増やして大便がたくさん出るように工夫すれば、大腸ガンは防げます。もちろん、欧米食より日本食のほうが食物繊維が多く、それだけ腸内細菌を増やせるのは事実ですが、かといって日本食だけが唯一の選択肢ではありません。食物繊維を摂取する方法は他にいくらでもあります。

大腸ガンの予防にとって本質的な問題は、腸内細菌であり、食物繊維です。だから、好きなものを我慢してまで欧米食を避ける必要は少しもありません。豆類、イモ類、ブロッコリー、ニンジン、バナナなどの食物繊維が多い食品を摂取していれば、十分です。

ただし、食物繊維にも落とし穴があります。あまり摂取量が多すぎると、亜鉛や銅といった必須ミネラルまで吸着して、それを体外に排泄してしまいかねないのです。とくに最近は、亜鉛の不足によって味覚異常が起きることが問題視されています。過ぎたるは及ばざるがごとしと言いますが、まさに食物繊維にはその言葉が当てはまります。

食物繊維を大量に摂れば健康にいいというウソ

大腸ガンの予防には…

腸内細菌を増やして大便を増やす

食物繊維を多く含む食材

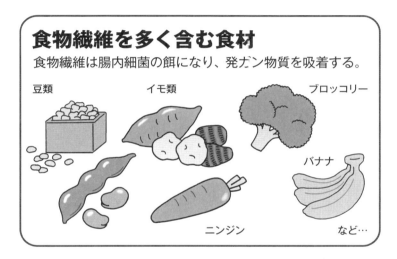

食物繊維は腸内細菌の餌になり、発ガン物質を吸着する。

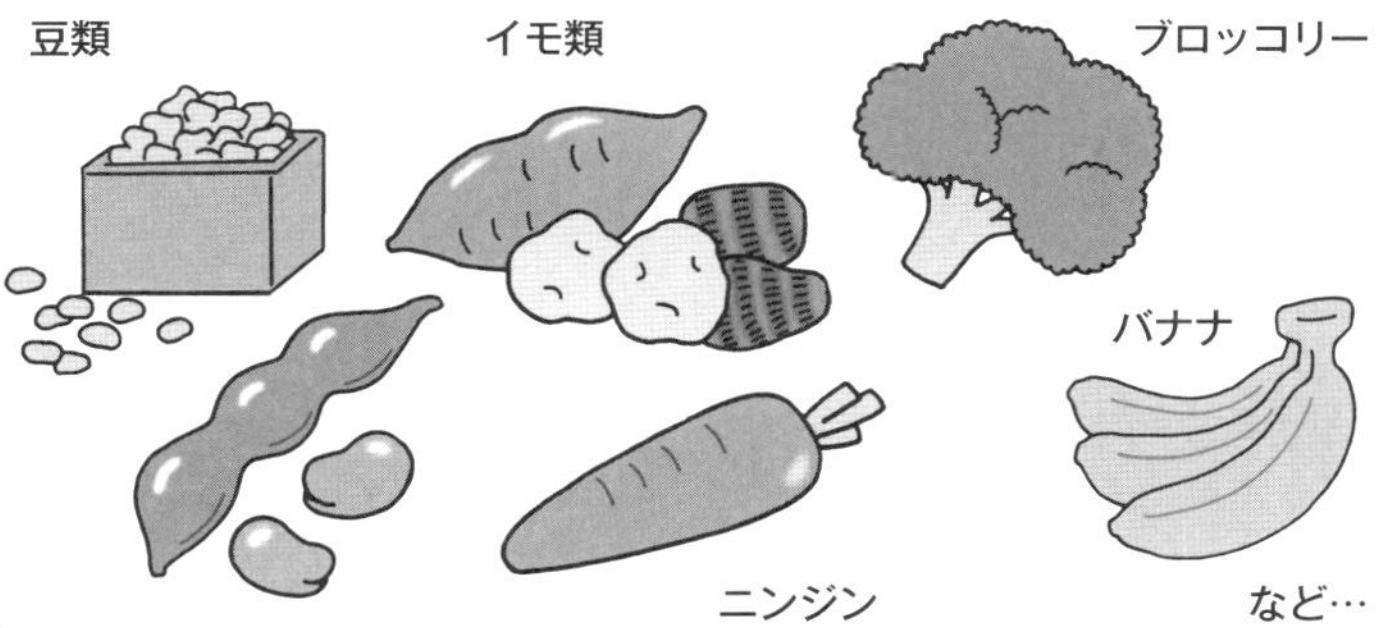

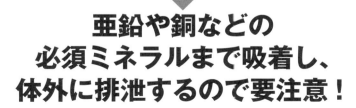

食物繊維の摂取量が多すぎると…

↓

**亜鉛や銅などの
必須ミネラルまで吸着し、
体外に排泄するので要注意！**

ビタミンA不足が胃ガンなどの「上皮性ガン」を招く

最近になって増えてきた大腸ガンに対して、以前から日本人に多かったのが胃ガンです。疫学的には、塩分を多く摂る人に多く、緑黄色野菜や味噌汁、牛乳などを多く摂る人に少ないといわれてきました。日本人に多いことから、民族に共通の遺伝的な原因があるともいわれています。

しかし、分子栄養学の見地からは、別の原因が浮上してきます。ビタミンAの不足が、胃ガンを招く主要な原因の一つになっていると思われるのです。

胃ガンも含めて、ガンのおよそ90パーセントが「上皮性ガン」と呼ばれるタイプです。消化器ガン、肺ガン、食道ガン、乳ガンなどは、いずれも上皮性です。このタイプには、ガンが一人前になる前段階として、組織が「前ガン状態」になるという共通点があります。

その前ガン状態は、ビタミンAの不足で起きることがわかっています。動物実験では、ビタミンAを大量に摂取すると、前ガン状態が消えて元に戻ることが判明しました。した

ビタミンA不足が胃ガンの原因に？

人間のガンの約90％が「上皮性ガン」。

（消化器ガン、肺ガン、食道ガン、乳ガンもこの上皮性ガン）

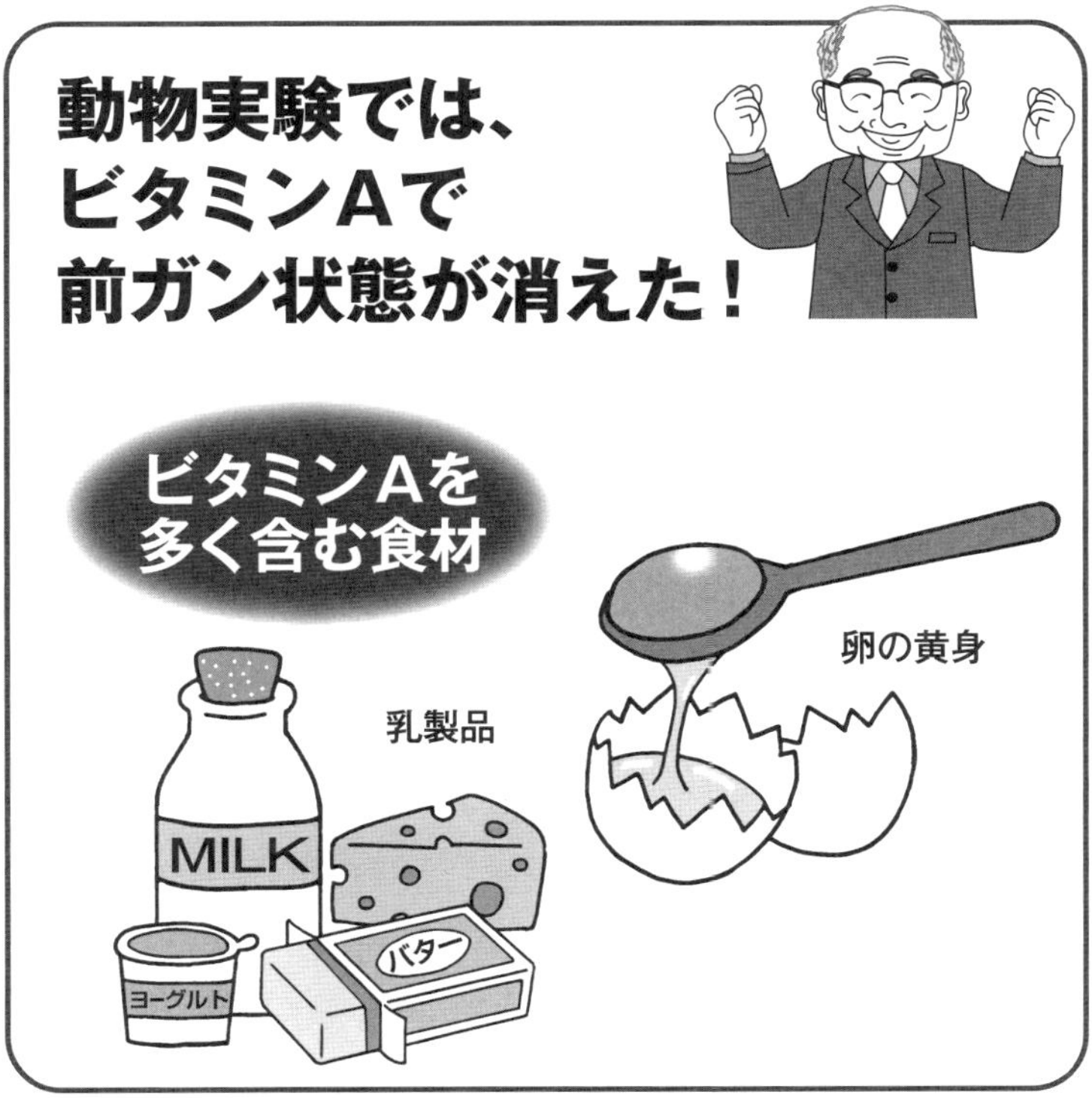
動物実験では、
ビタミンAで
前ガン状態が消えた！
ビタミンAを
多く含む食材
卵の黄身
乳製品
MILK
バター
ヨーグルト

がって胃ガンにかぎらず、大半のガンがビタミンAの不足に関係しているといえるのです。

だとすれば、胃ガンが日本人に多いのはビタミンAを含んだ食品が足りないからではないかと考えられます。実際、ビタミンAを食品から十分に摂るのは簡単ではありません。たとえばバターから摂ろうと思えば、1日に8分の1ポンドも食べる必要があります。箱に入って市販されている最もポピュラーなバターが4分の1ポンドですから、1箱を2日で平らげなければならない計算になってしまいます。

バター以外では、卵の黄身や乳製品などの動物性タンパク質に多く含まれます。たしかに、どれも日本人がそれほどたくさん食べない食品です。こういった食品を積極的に食べるようになれば、日本人の胃ガンは減少することでしょう。

第3章

「健康常識」もウソだらけ

常識の逆――肉を食べない人は脳卒中になりやすい

動物性脂肪はコレステロールを増やし、脳卒中、心筋梗塞、動脈硬化などの原因になると思われてきました。これが真実なら、豚肉や牛肉は平均寿命を縮める最大の要因になります。

ところが１９７０年代以降のデータを見ると、日本では脳卒中が減少していることがわかります。いまでも相対的には多いですが、昔と比較するとはるかに少なくなっています。そして脳卒中が減りはじめた時期は、日本人の食生活が欧米化して、牛乳、バター、肉類などの消費量が増える時期と一致しています。

その現実を踏まえて考えれば、むしろ動物性脂肪には脳卒中を防ぐ効果があるのではないかという仮説を立てることができます。

実はこの仮説が正しいことは、ハワイの日系人８０００人を対象にした研究によって明らかになりました。ハワイの日系二世や三世は、遺伝的には日本人と共通点が多いのですが、食生活はアメリカナイズされています。そこで、彼らの食生活と病気の関係を調査したのです。

この調査の結果、動物性脂肪の摂取量が少ないほど脳卒中になる危険性が高いことがわかりました。従来の「常識」とは、まったく逆の結論が出ました。

脳卒中と動物性脂肪のあいだには、どんな因果関係があるのでしょうか。

脳卒中には、細い動脈が血栓で詰まる脳梗塞と、血管が破裂する脳出血の２種類があります。脳出血のほうは、血管作りの材料となるタンパク質の不足が原因です。血管が脆くなっているために、血圧が高くなったときに弾力を失った動脈が破れてしまうわけです。

一方、脳梗塞のほうは血液の粘り具合が問題となります。粘りが強くなりすぎると、血栓ができるようになります。ここで、「不飽和脂肪酸」と「飽和脂肪酸」の違いが出てきます。魚の脂肪や植物性の油に含まれているリノール酸などは不飽和脂肪酸で、きわめて酸化しやすいのです。そのため、摂りすぎると過酸化脂質になり、血液に粘りを与えてしまうことになります。それに対して、動物性脂肪は飽和脂肪酸だから酸化しにくいので、動物性脂肪を多く摂ったほうが脳卒中になりにくいのです。

にもかかわらず、これまで日本人は動物性脂肪を「減らせ、減らせ」と言われつづけてきました。なるべく植物油を使い、ステーキを食べるときも脂身は残す。脳卒中のリスクを高める結果になるとは知らず、それが「健康のためになる」と信じ込まされてきたのです。

医者や栄養士が「動物性脂肪を減らしなさい」と言いつづけてきたのは、アメリカのまねをしてきたせいでもあります。たしかに、アメリカでは以前から動物性脂肪の摂りすぎが問題視されていました。そこで、一日の摂取量を90グラムに引き下げることを目標にして「減らせ、減らせ」と、今も言っています。それでも、アメリカ人は平均で１４０グラムの動物性脂肪を摂取しているそうです。

日本でもそれと同じことをやってきたわけですが、今、日本人の動物性脂肪の摂取量は平均で58グラムです。アメリカ人の目標値が90グラムなのだから、まねをするならば逆に「増やせ、増やせ」と言わなければいけません。ところが日本では、両国の実情を比較しようともせず、ただ動物性脂肪を減らすことだけをまねしてきました。そんな指導を真に受けたおかげで脳卒中になってしまったのでは、まったく浮かばれません。

私は、注文したステーキに脂身が少ないと、文句を言います。最初から「脂身をつけてください」と注文しておくことも少なくありません。

肉食で脳卒中が減少

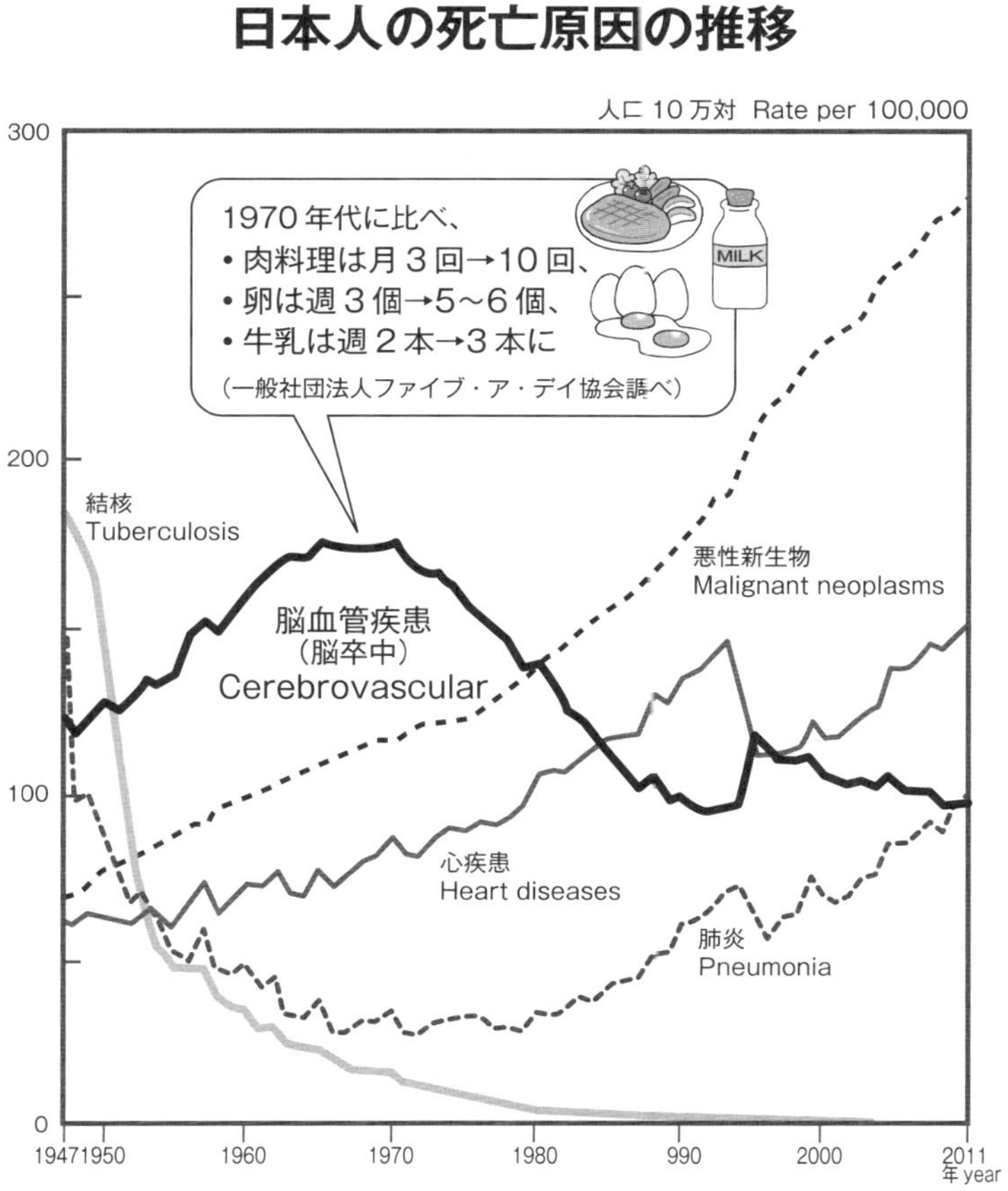

出典：がん情報サービス
http://ganjoho.jp/data/reg_stat/statistics/brochure/2012/fig11.pdf

霜降りの肉が美味しいのは、人間の体が良質の動物性脂肪を求めているからです。健康を保つために必要だから、好ましい味覚を舌が感じます。生体の合目的性は、そういう部分にも発揮されているのです。

「栄養のバランスが大切」というウソ

医者にしろ栄養士にしろ、その道の専門家が〝体にいい食生活〟について語っているのを聞くときに、かならずといっていいほど耳にする常套句《じょうとうく》があります。「バランスよく栄養を摂りましょう」というやつです。喋っているほうも聞いているほうも、これが「健康的な食生活の基本中の基本」だと思い込んで、まるで疑おうともしません。

しかし私に言わせれば、「栄養のバランス」などという考え方はまったくのナンセンスです。バランスという言葉が意味しているのは、各栄養素の相対的な量でしかありません。この発想だと、タンパク質、ビタミン、脂肪、糖分、塩分、ミネラルといったさまざまな栄養素を、「あれもこれも万遍なく」摂取していれば事足りるという考え方に陥ってしまいます。ある栄養素だけが突出して多かったり、逆に極端に少なかったりしなければ、バランスは取れていることになってしまいます。

しかし、ほんとうに大切なのは相対的量ではありません。たとえばタンパク質は、一日に体重の1000分の1の量が必要です。「栄養のバランス」だけを考えている人は、他の栄養素の摂取量が少なかった日は、タンパク質もそれに合わせて少なくてよい、と思うことでしょう。たしかに、そのほうがバランスはよいはずです。しかし極端なことを言えば、仮に他の栄養素の摂取量がゼロだったとしても、やはりタンパク質は体重の１０００分の1摂取しなければならないのです。要するに、〝体にいい食生活〟の基本は「栄養のバランス」ではなく、それぞれの栄養素の絶対量なのです。

唯一、「バランス」を考えなければならない栄養素は、ミネラルです。前にも述べたとおり、カルシウムとマグネシウムを、2対1の割合で摂取する必要があります。それ以外の栄養素は、すべて必要な絶対量が決まっています。他の栄養素との比較によって摂取量が決まるわけでは、断じてないのです。

栄養はバランスではなく絶対量

農林水産省が提唱する“コマ理論”では
食事のバランスが悪いとコマは倒れる

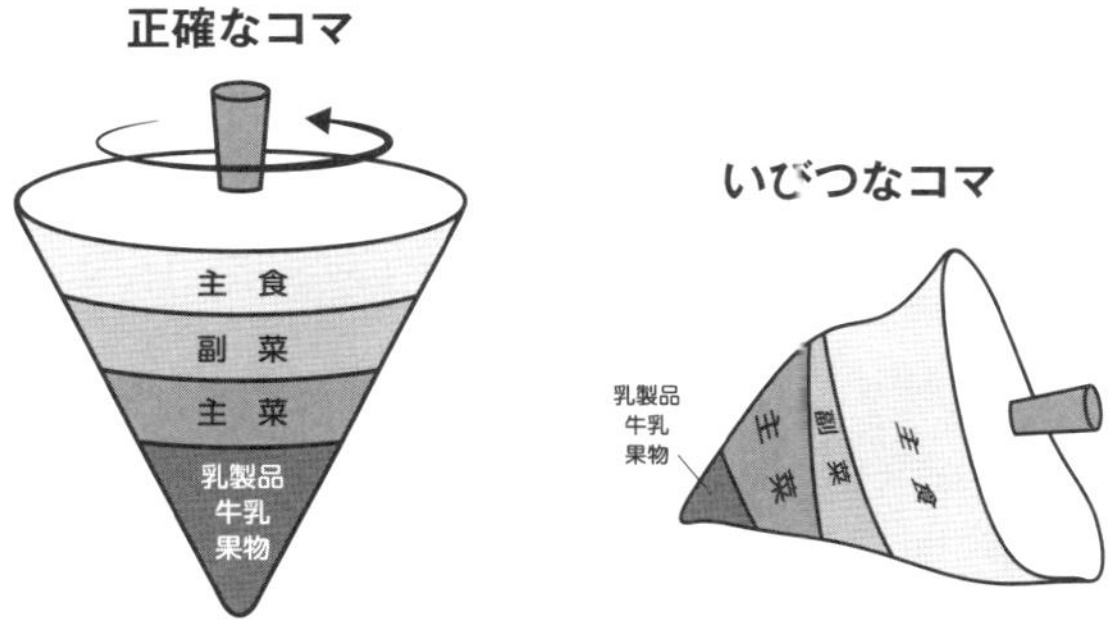

出典：農林水産省ホームページ
http://www.maff.go.jp/j/syokuiku/zissen_navi/balance/features.html

分子栄養学では、各栄養素の絶対量を重視する。

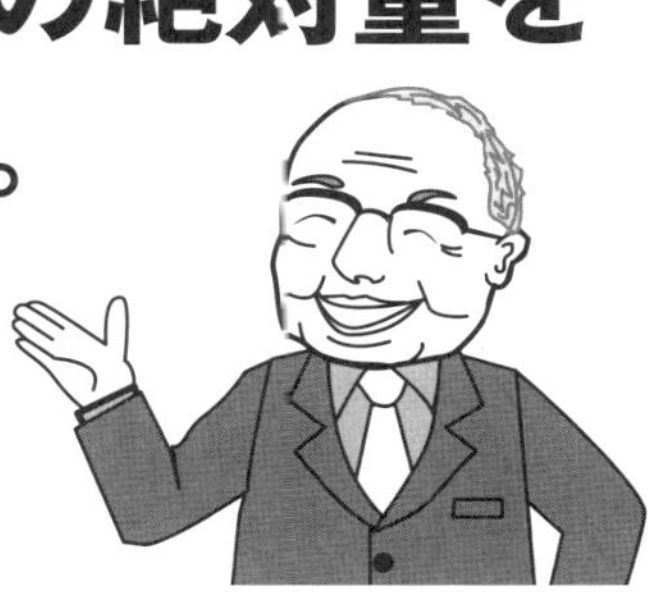

マーガリンとショートニングは〝健康の大敵〟

これまでの栄養学は、どちらかというと「引き算」の食生活を日本人に提案してきました。発ガン物質や動物性脂肪に代表されるように、「これは食べてはダメ、あれも危険が大きい」といった具合にネガティブな情報を発信してきたわけです。

これに対して私の分子栄養学では、基本的に「足し算」の食生活を考えます。栄養は必要な絶対量が決まっているから、必然的に「これを食べなければいけない、あれも必要だ」というポジティブな発想になります。

ただ、そうはいっても「引き算」がまったく不要なわけではありません。やはり有害な食品はあります。とくに私が絶対に口にしないのは、バターの代用品であるマーガリンと、ラードの代用品であるショートニングです。現時点で、健康のために「食べてはいけない」と断言できるのは、この二つだけと言ってよいでしょう。

今までの「常識」では、これと逆のことがいわれてきました。バターよりマーガリン、ラードよりショートニングのほうが、健康にいいと信じている人が多いのではないでしょうか。それは、動物性脂肪に対する誤った認識が広まっていたからです。マーガリンやショートニングが有害だという理由は、それが酸化しやすい脂肪を使っているという点ばかりではありません。もっと重大な危険をはらんでいるのです。

マーガリンやショートニングの原料となる魚の脂肪や植物油は、常温では液体になっています。したがって、そのままではバターやラードの代用品にすることができません。そこで水素を添加して融点を上げ、常温でも固まるようにしたのがマーガリンとショートニングです。

ここで問題になるのは、水素を添加したときに分子の立体形が変わってしまう点です。そこが、バターやラードとは本質的に異なる部分です。

かつてドイツで、クローン病と呼ばれる難病が多発して社会問題になったことがあります。口から肛門にいたるまで、消化器官全体に潰瘍《かいよう》を起こすという恐ろしい病気です。しかも自己免疫を起こしてしまうから、きわめて治りにくい。少し快方に向かったと思っても、自分自身の免疫システムがそれを「悪い状態」と判断して、自分の体組織を攻撃しはじめるからです。

突然、こんな難病の話を持ち出したのは、その原因がマーガリンにあるとされたからです。クローン病が多発した時期は、ちょうどドイツでマーガリンが新しい食品として発売されはじめた時期と重なっていました。そこで、この代用バターの有害性が注目されるようになったのです。

では、マーガリンの何が有害なのか。それについて私は以前から、こんな仮説を持っていました。分子の立体形が変わったために、体内でプロスタグランディンを作れなくなることが、有害性を生む要因ではないかというものです。そして最近になって、イギリスの学者の論文に、私の仮説とほぼ同じことが書かれていました。

プロスタグランディンとは、血圧や血液の粘度などさまざまな体機能を微調整するホルモンです。不足すると喘息や脳梗塞などにもつながる、きわめて重要な物質です。陣痛促進剤にはこのホルモンが使用されています。本来は、陣痛が起きるべきときになるとプロスタグランディンが体内で作られるのです。

この物質は、長く体内にあると害をもたらします。しかし、まったく作られないと微調整ができません。諸刃の剣のような物質ですが、生体は合目的的にできているので、その危険を避けるために、プロスタグランディンは生成されて1～2分もしないうちに素早く働き、たちまち消えるようになっています。

「硬化油」が危ない

**マーガリンやショートニングは
常温で固めるために水素を添加している**

シス型

水素（H）が
同じ側にある

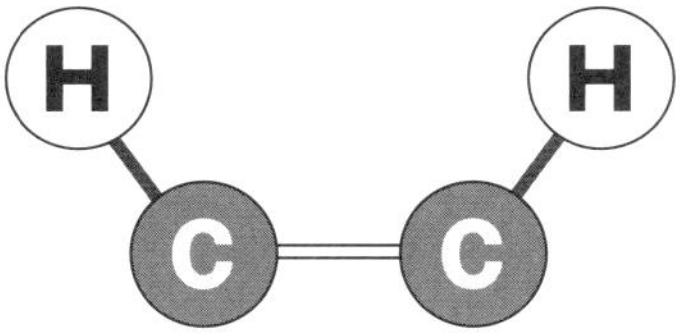

トランス型

水素（H）が
反対側にある

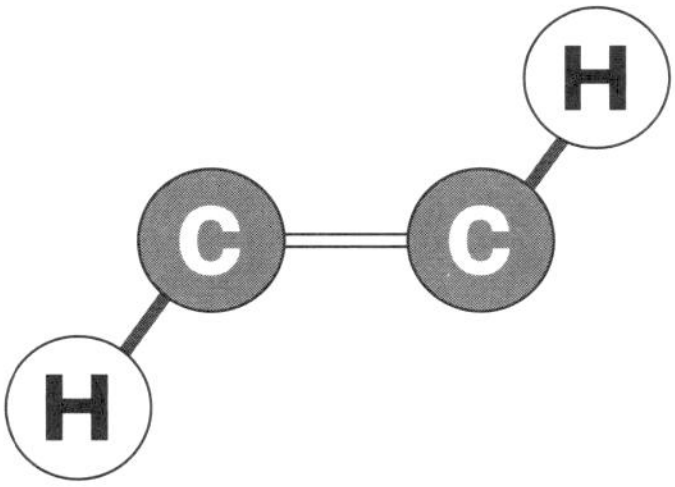

**生成過程で、
「トランス脂肪酸」ができる。**

トランス脂肪酸はプロスタグランディンの生成を阻害する。血液中の悪玉コレステロールを増やして善玉を減らし、心疾患を増加させるという報告もある。

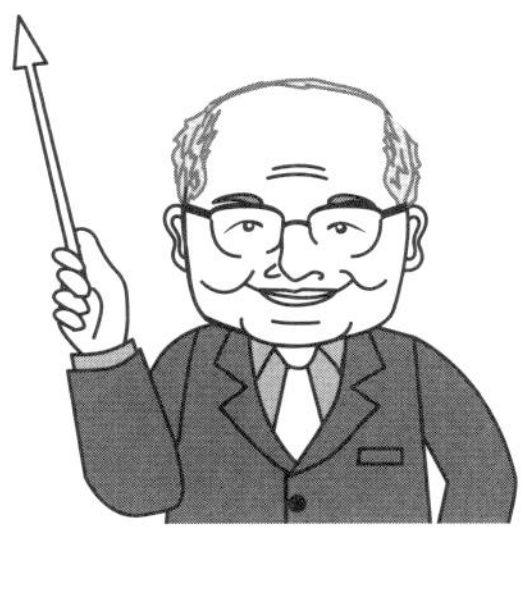

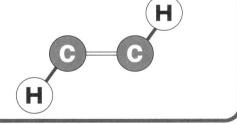

このプロスタグランディンの生成を、マーガリンやショートニングといった硬化油が邪魔をするのではないかと私は考えていました。もちろん、ヤマカンや当てずっぽうでそう考えたわけではありません。理論的に考えていけば、必然的にそうなるはずだと推論したのです。

その仮説が、イギリスの学者の研究によって実証されることとなりました。科学とは、実はそういうものなのです。「光も曲がる」というアインシュタインの仮説が数年後、エディントンが行なった皆既日食の観察で証明されたように、正しい理論に基づく仮説は、かならず実験によってその正当性が証明されるのです。

「バターやラードは体に悪い」のウソ

マーガリンやショートニングはきわめて危険な食品です。クローン病の原因として注目されて以来、ドイツではとっくにマーガリンの使用をやめています。ところが日本では、例によって「動物性脂肪は体に悪い」の一点張りで、バターやラードが目の敵にされています。

私の知り合いに、昔、パン屋の職人をやっていた男性がいます。彼によると、ショートニングを使ってパンを焼いていると気持ちが悪くなってくるそうです。その後、彼は東大の医学部に進んだという変わり種ですが、いまでもパン屋の前を通ると、ショートニングを使っているかどうか匂いでわかるらしいのです。

味のことを考えても、パンはバターで焼いたほうが美味しいし、ケーキもショートニングを使わないほうが旨い。それでもショートニングが広く使われているのは、バターより値段が安いことも一因です。油断は禁物です。調理している人間の気分を悪くさせたうえに、食べても美味しくない。そんな食品が健康にいいとは、誰だって思わないでしょう。

ショートニングよりバターを！

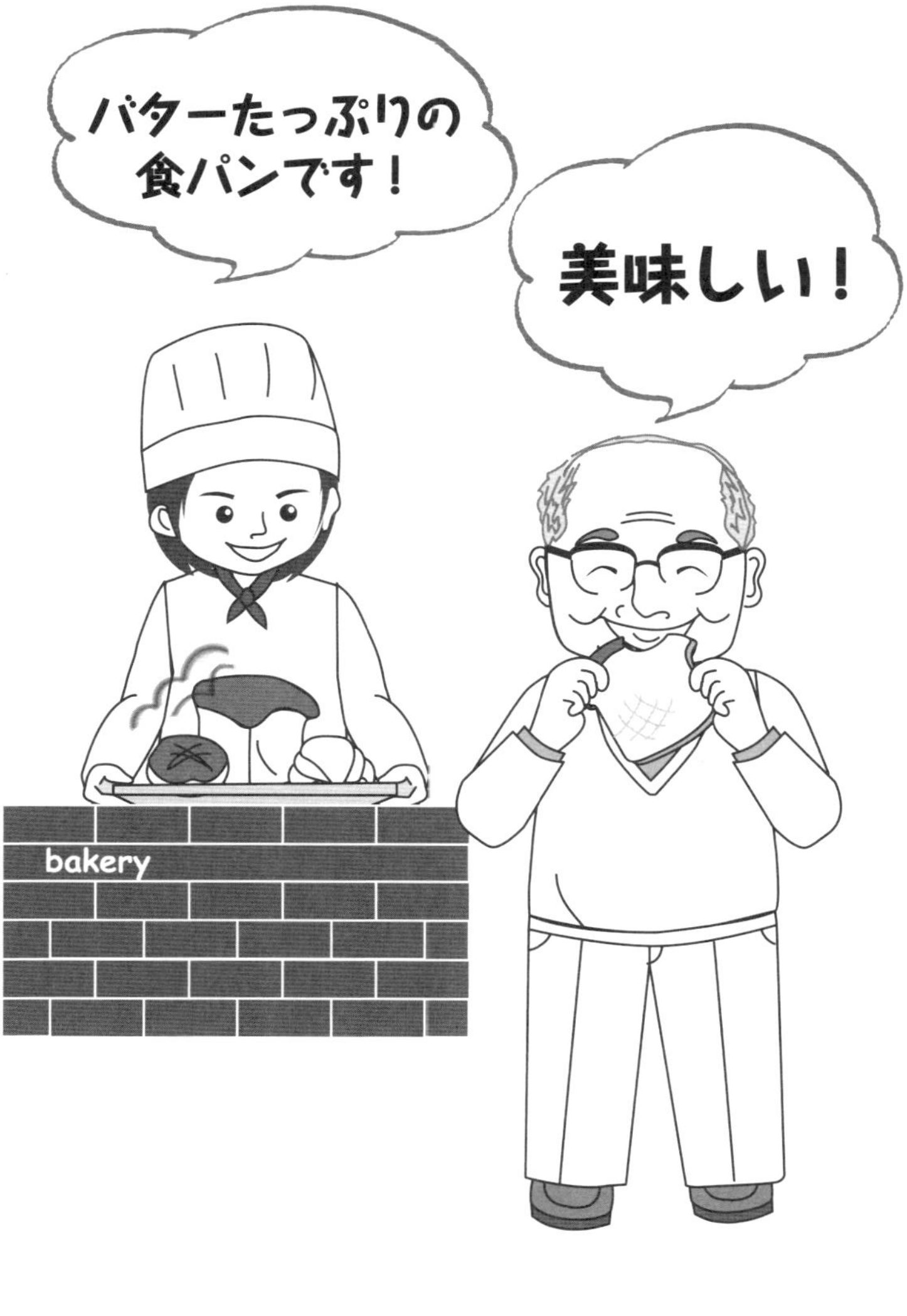
バターたっぷりの
食パンです！
美味しい！
bakery

「卵はコレステロールの元」というウソ

再び「足し算の栄養学」に戻ることにしましょう。私の栄養学の基本は、高タンパク、メガビタミン、そして活性酸素対策としてのスカベンジャーの摂取です。「あれもダメ、これもダメ」という「引き算の栄養学」では、この３点が満たされなくなる恐れがあります。

とくに良質のタンパクを十分に補給することは、生体の合目的性を維持するために絶対に欠かせません。そのタンパク質の中でも、プロテインスコア１００の卵がもっとも理想的な食品であることも、すでに述べたとおりです（１０９ページ参照）。

ところが「引き算の栄養学」では、卵の摂取量を制限しようとします。「卵はコレステロールが多すぎるから、あまり食べないほうがいい」というわけです。

たしかに、卵にはコレステロールが多く含まれています。しかし、コレステロールは細胞膜やさまざまなホルモンを作るために必要不可欠な材料です。制限する必要などどこにもありません。

さらに忘れてならないのは、その同じ卵の黄身に、コレステロールの数倍のレシチンが含まれていることです。レシチンを十分に摂取していれば、コレステロールが胆石《たんせき》になることはありません。そういう意味でも、卵は理想的な食品だといえます。「卵はせいぜい1日1個にしろ」などというアドバイスは、誤った固定観念に捉われた妄言《もうげん》として聞き流したほうがいいでしょう。

それでもまだ、卵に対する抵抗感が消えないという人もいるでしょう。コレステロールを悪者扱いする考え方がすっかり世間に定着してしまったからで、そのマインドコントロールからなかなか解放されないのも無理はありません。その固定観念がどういう実験から生まれたかを知れば、たちまち目が覚めるのではないでしょうか。

その実験を行なったのは、ロシアのアニチコフという医学者です。彼は実験台としてウサギを選び、卵などの動物性の餌を大量に与えました。そのあとでウサギの血液を採取して検査してみると、コレステロール値が異常に高くなっていました。そこで「卵は危険だ」という話になったわけですが、ちょっと待ってもらいたいのです。こんなことは誰でも知っていると思いますが、ウサギは草食動物です。つまり、ふだん食べているものにはコレステロールなど含まれていないのです。そのウサギに大量の卵を無理やり食べさせる

良質タンパクの摂取には「卵」を！

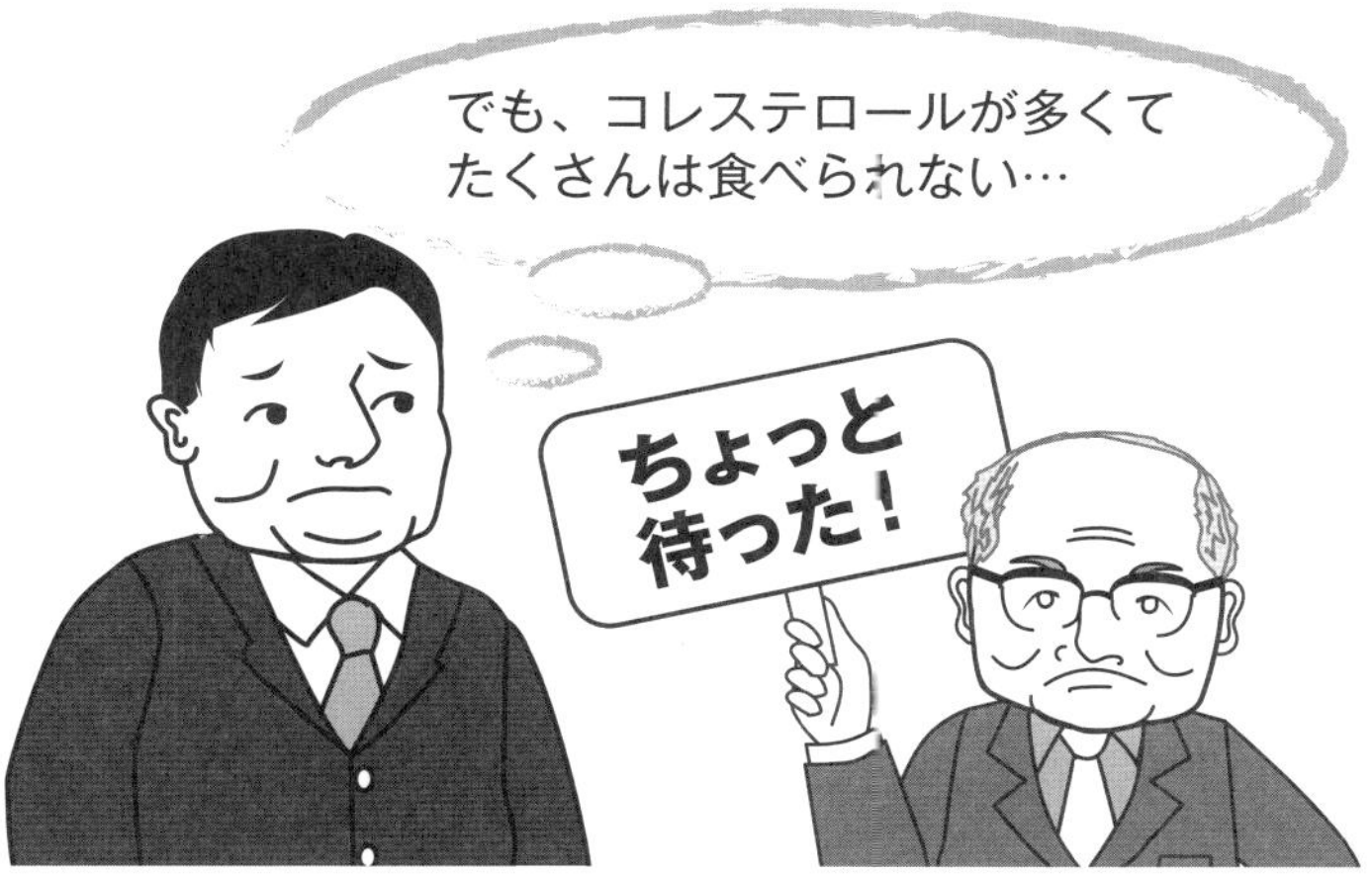
でも、コレステロールが多くて
たくさんは食べられない…
ちょっと
待った！

- **実験では、卵をたくさん食べてもコレステロール値はほとんど上昇しない。**
- **卵にはコレステロールの数倍のレシチンが含まれる。**
- **人体に必要な栄養素であるコレステロールの制限は必要ない。**

のだから、血中コレステロール値が増えるのは当たり前です。

彼が、もう少し本質を考える科学者精神の持ち主なら、ウサギなんかを実験動物に使わず、人間と同じ雑食動物であるイヌなどを使ったに違いありません。実は、私のこの話を知った国立栄養研究所の研究員たちが自ら人体実験を行なったことがあります。彼らにしてみれば「卵はコレステロールの大敵」という常識を証明したかったのかもしれません。何人かの研究員が1日に10個の卵を摂り、1カ月後、2カ月後に血液検査をしてみたのですが、コレステロールの値はまるで上がっていませんでした。

先ほどのロシアの医学者のような、本質を無視した無茶苦茶な実験をなぜやるのか、私には理解できません。しかも、そんな実験から導き出された固定観念が、「常識」として多くの人の頭に植えつけられてしまっています。

ここまで聞けば、もう卵に対する抵抗感はすっかり消えたことでしょう。卵の食べすぎを心配する必要などまったくありません。100点満点のタンパク質を持っていて、しかも安く手に入るのだから、これほどありがたい食べ物はないのです。

生卵には要注意

ヨード卵のように値段の高い卵のほうが体にいいと思っている人もいます。たしかに、ミネラルの一つであるヨードは海藻から摂るより、ヨード卵から摂るほうが吸収がいいというメリットがあります。海藻を餌に混ぜて鶏に食べさせると、ヨードがレシチンに結びついて卵に入っていきます。この形のヨードは吸収がいいのです。

ヨードが不足すると甲状腺ホルモンが作れません。このホルモンは、全身の細胞にエネルギーづくりやタンパク質の合成を「ガンバレ！」と激励する役割を担っています。ただし、ヨードの不足も過剰も、甲状腺の病気の原因となります。

したがって、ヨード卵を食べるとしても、せいぜい週に2回ぐらいにして、ふつうの安い卵を食べているだけで十分です。有精卵か無精卵かも、まったく関係がありません。値段が高くても安くても、卵が１００点満点のタンパク食品であることに変わりはないのです。

また、「鶏の餌には抗生物質が入っているから、卵は体によくない」という話もよく耳にしますが、私に言わせればこれもナンセンスです。鶏が食べた抗生物質は、鶏の体内で解毒されています。そこから鶏の体を通って卵に入る量など、ふだん人間が飲んでいる抗生物質とは比較にならないぐらい少ないものです。

ただ、卵にもまったく欠点がないわけではありません。それは、生の卵白に含まれているアビジンという物質が、ビタミンHの吸収を阻害するという点です。

しかしこれも、生でなければまったく問題はありません。卵白が不透明になる程度まで加熱調理すればオーケーです。生卵が好きな人もいるでしょうが、なるべく半熟の状態で食べるようにしてもらいたいものです。

もう一つ、卵に関して気がかりな点があるとすれば、食べすぎによるカロリーオーバーです。卵1個の熱量は80キロカロリー程度ですから、何個食べても卵だけでカロリーオーバーになる心配はまずありません。しかし、卵だけを食べて暮らすわけにもいかないでしょう。仮に1日に必要なタンパク質を卵だけから摂るとしても、当然、他の食品を組み合わせて食べることになります。それを総合的に計算すると、カロリーオーバーになる可能性があるということです。

生卵にはデメリット？

**生の卵白に含まれている物質アビジンが、
ビタミンHの吸収を阻害する**

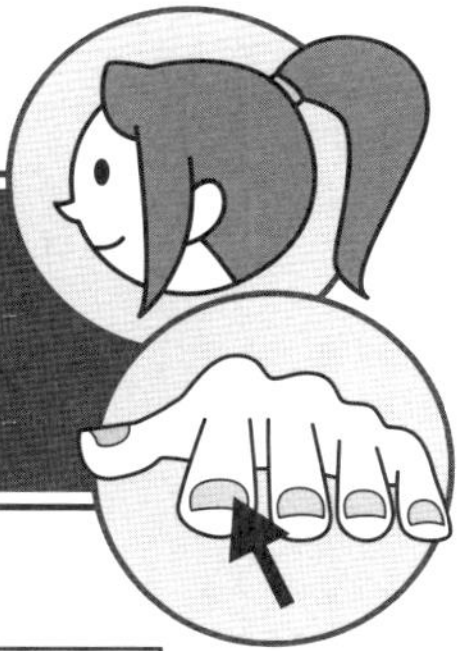

**⇒ビタミンH（ビオチン）が
皮膚・爪・毛髪を健康にする**

食べすぎによるカロリーオーバー

**⇒卵１個は 80 キロカロリー
程度だが、他の食品と
組み合わせると
カロリーオーバーに**

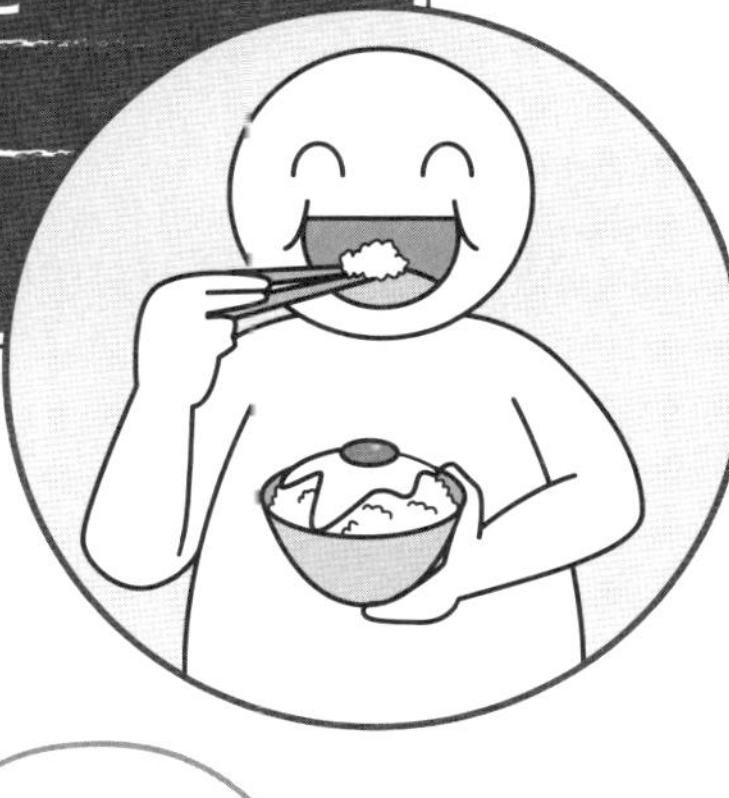

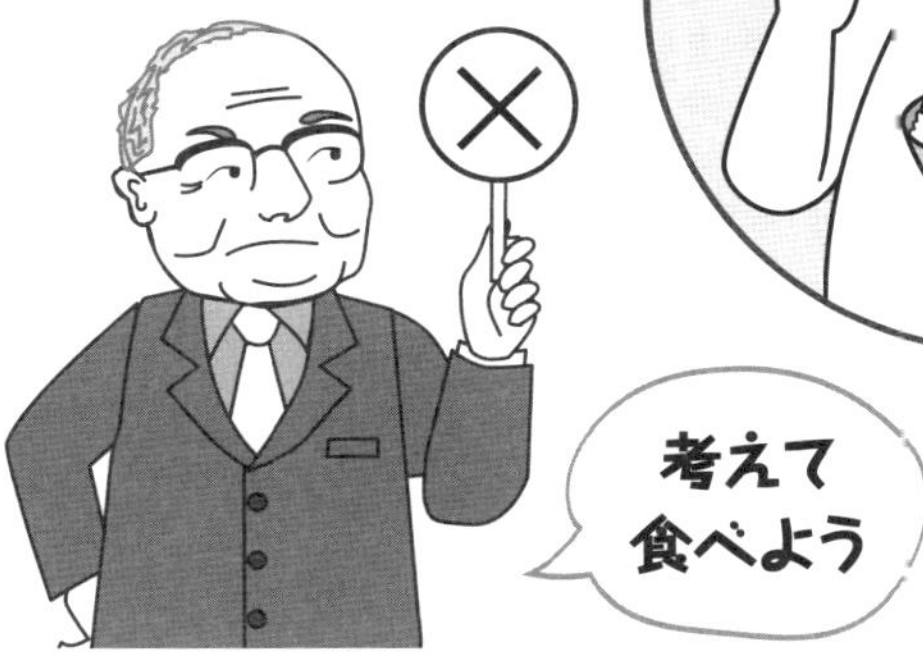

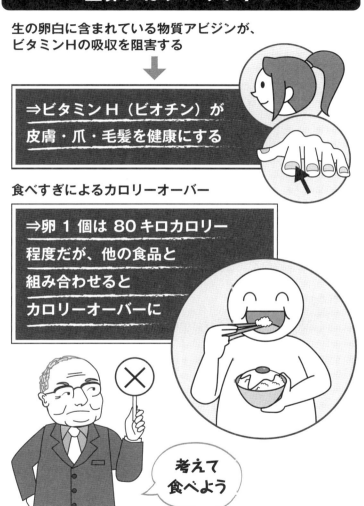

タンパク質の補給は昼よりも夜

卵だけでタンパク質を補給するのは、現実的に不可能です。よほど卵が好きな人でも、7個も8個も食べられるわけがありません。したがって、なるべく卵をたくさん食べるようにしながら、足りない分は他の食品から摂ることになります。前述したとおり（109ページ参照）、100点満点の良質タンパクは卵とシジミだけですが、肉や魚にもタンパク質は含まれています。その中から、できるだけプロテインスコアの高いものを組み合わせることで、体重の1000分の1のタンパク質を確保すればよいのです。

もちろん、10グラムの良質タンパクを摂取するために必要な量は食品によってまちまちですから、プロテインスコアだけで単純に優劣を比較することはできません。含有量が問題で、たとえば同じプロテインスコア73のエビと米飯でも、そこから同じだけ良質タンパクを摂ろうと思えば、米飯はエビの7倍以上の量が必要になります。プロテインスコアと必要量の兼ね合いを考えないと、カロリーオーバーになる恐れがあります。その点に留意しながら、この表を参考にしてタンパク質の摂り方を自分なりに工夫してほしいと

寝ている間に、
成長ホルモン・修復ホルモンが大活躍

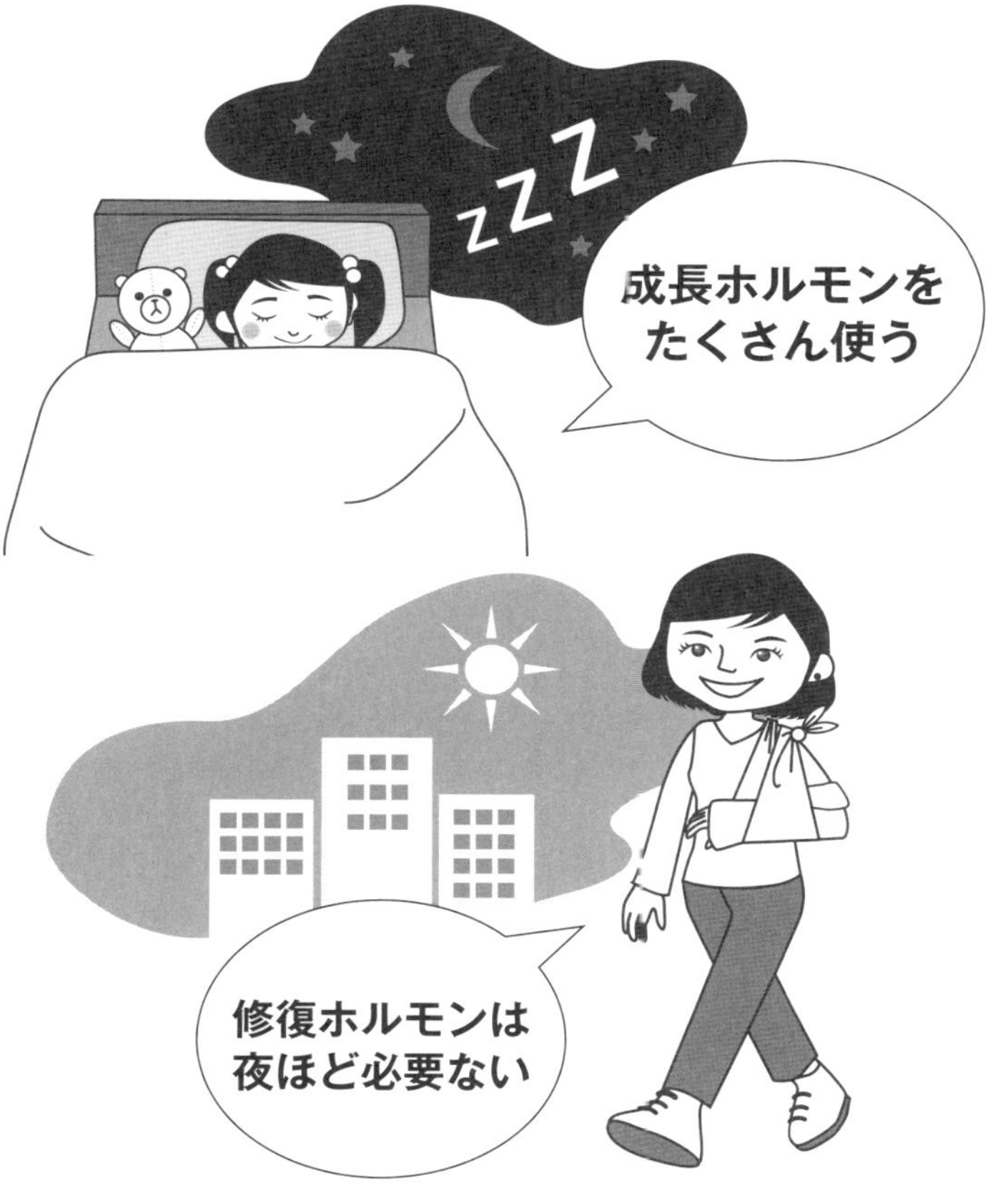
zzZ
成長ホルモンを
たくさん使う
修復ホルモンは
夜ほど必要ない

成長ホルモン・修復ホルモンの
材料はタンパク質

思います。

最近は夕食を軽めにして朝食や昼食をしっかり食べる人が増えています。夜は昼間ほど体を動かさないので、夕食でたくさん食べるとカロリーが消費されず、太る原因になるということでしょう。しかし、タンパク質の有効活用を考えた場合には、こうした食生活は好ましくありません。タンパク質は、夜寝ているあいだに多く使われるからです。

人間の成長ホルモンは、睡眠中に出ます。そういう意味で、「寝る子は育つ」という言葉は真理をついています。成長ホルモンは、子どもだけでなく大人にも出ます。子どもの場合は文字どおり体を成長させるために使われますが、大人の場合は、傷んだ組織を修復するために使われます。どちらの場合も、材料としてタンパク質が必要になります。夕食で十分にタンパク質を摂っていないと、成長や修復といった作業がはかどりません。昔から人間は、夜にご馳走を食べる習慣を続けてきましたが、これは栄養学的に見ても合理的な選択だったのです。

したがって、もしカロリー・コントロールのために夕食を軽くするとしても、タンパク質の質と量は落とすべきではありません。カロリーと一緒にタンパク質までカットしてしまったのでは、自ら病気を招いているようなものです。

無農薬野菜には発ガン性の危険あり

食生活は健康管理の基本です。だから、食事の内容に気をつかうに越したことはありません。ところが現実には、健康情報に敏感で、何を食べたらいいかを真剣に考えている人にど、間違った食生活をしてしまう傾向があります。まったく皮肉な話ですが、中途半端な知識で食品を選んでしまうから、おかしなことになってしまうのです。せっかく真剣に取り組もうとしているのなら、もっときちんと勉強してほしいものです。

食生活に対する意識の高い人が、うっかり手を出してしまう食品の典型が、有機野菜や無農薬米の類です。そういう人の頭の中には、「食べ物は自然のままの状態のほうが体によい」という発想がこびりついているようです。だから当たり前のように、農薬を使っていない食品を選んでしまいます。

しかし、私はそれが体によいとはけっして思っていません。野菜など、便利なスーパーで売っているものを買ってくればよいのです。

農薬を使わずに作物を育てていると、土壌の中で細菌が増えます。その細菌は空気中の窒素を使って硝酸《しょうさん》という物質を作り、これが根を通して作物に入り込むと亜硝酸という物質になります。最終的には、その作物を食べた人間の体内にこの亜硝酸が取り込まれるわけです。一方、体内では分解されたアミノ酸からアミンという物質が発生しています。このアミンと有機野菜から摂取した亜硝酸が体内で出会うと、なんと、発ガン物質に変身してしまうのです。

この話は、なにも私だけが知っていることではありません。こうした仕組みを知っている人はけっして少なくないし、そういう人は絶対に有機野菜を食べないという記事を新聞で読んだこともあります。ところが、どういうわけか、こういう情報はなかなか広まりません。有機野菜を礼賛する情報のほうが圧倒的な勢いで伝わってゆきます。

多分、自然破壊につながる工業製品を敵視する〝素朴なる自然主義者〟こそ正義派というムードが今の社会を支配しているからでしょうが、一般の消費者にとっては、まことに不幸なこととしかいいようがありません。

体によさそうな無農薬野菜の罠

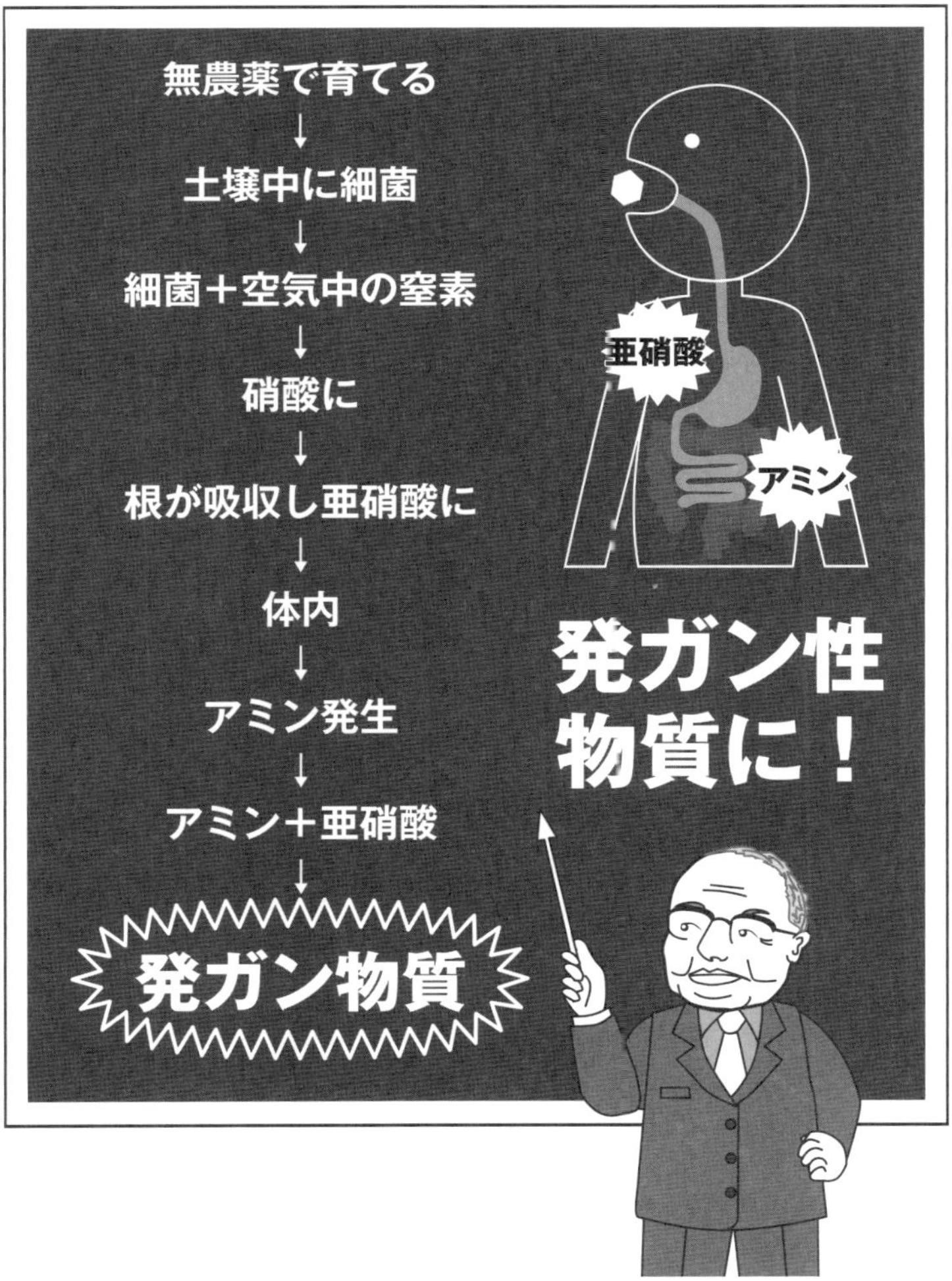

玄米食は貧血を促す

何をする場合でも、明確な目的意識を持つことは大切です。しかし、もっとも大切なのは正しい手段を選ぶことです。はっきりした目的と、それを達成する意志の強さを持っていたとしても、手段が誤っていたのでは話になりません。

自然食志向の人の多くは、そこで間違いを犯しています。「健康になりたい」「長生きをしたい」という目的は誰よりも明確に持っているし、意志も強いのですが、見当違いな手段を選んでいるために、目的とは逆の結果になっているのです。

有機野菜の他にも、健康維持の手段として不適当な食品はいろいろあります。たとえば、玄米がそうです。私の知るかぎり、この食品の信奉者にはきわめて意志の強い人が多いように見えます。「玄米がいい」と決めると、徹底してそれしか食べようとしません。しかし、その意志の強さが、健康にとっては裏目に出てしまうのです。

こんな人がいました。彼は徹底した玄米・菜食主義者で、旅先にもかならず玄米を持参します。宿泊するホテルのレストランにまで自分の玄米を持ち込んで、それを特別に調理してもらいます。それぐらい健康に配慮した生活を送っていたのです。ところが彼は、30代の若さでガンに冒されて亡くなってしまいました。それだけで玄米とガンに因果関係があると決めつけるつもりは毛頭ありませんが、少なくとも彼が選んだ手段は健康維持という目的を達するのに役立たなかったわけです。

また、こんな話を聞いたことがあります。ある病院に、生まれたばかりの赤ん坊が急患として担ぎ込まれました。調べてみるとひどい貧血で、輸血が必要な状態でした。心配のあまり顔面蒼白《そうはく》になっている母親に聞いてみると、彼女は妊娠中、赤ん坊のためによかれと思って玄米ばかり食べていたといいます。その一生懸命な姿は健気《けなげ》でさえありますが、これも結果的には裏目に出てしまいました。

では、なぜ体にいいと思って食べた玄米が、目的に反する悲惨な結果をもたらしてしまったのでしょうか。一般的に、玄米にはガンを予防する効果があるといわれています。だからこそ、信奉者が後を絶たないわけです。

玄米がガンを予防するといわれているのは、そこに含まれているフィチン酸という物質が、重金属をはじめとする発ガン物質を吸着して体外に排泄させる働きをするからです。そのフィチン酸の働き自体は、たしかにあります。

ただし、フィチン酸が捕まえるのは発ガン物質だけではありません。フィチン酸は人間のように目や頭を持っているわけではありませんから、体にいい物質と悪い物質を選別することができません。そのため、重金属も吸着するのですが、鉄、亜鉛、銅といった必須ミネラルをも捕まえて排出させてしまうのです。

玄米信奉者の母親が貧血症の赤ん坊を産んだのも、そのためです。胎児には、母体から必要な栄養素が送り込まれます。この母親はフィチン酸を摂りすぎたために母体に鉄分が不足し、同時に、おなかの赤ん坊にも十分な鉄分が供給されなくなってしまったのです。発ガン物質の除去というメリットにばかり目を奪われていると、その裏側にあるデメリットを見失ってしまいます。フィチン酸がこんな余計なことをしてくれる物質だと知っていたら、だれも玄米など信奉しないことでしょう。

そもそも、あえてフィチン酸を摂取しなくても、体は重金属を体内から除去するようにできています。メタロチオネインと呼ばれるタンパク質で重金属をつかまえて解毒し、尿と一緒に排出するのです。せっかく体は合目的的にできているのですから、人間はその働きを邪魔しないような食生活を心掛けていればよいのです。わざわざ人間自身が反目的的な手段を選んでいたのでは、元も子もありません。

玄米に含まれるフィチン酸の功罪

功 重金属などの発ガン性物質を吸着して排泄

罪 鉄、亜鉛、銅などの必須ミネラルも排出

↓

体内のメタロチオネインというタンパク質が重金属を排出する。

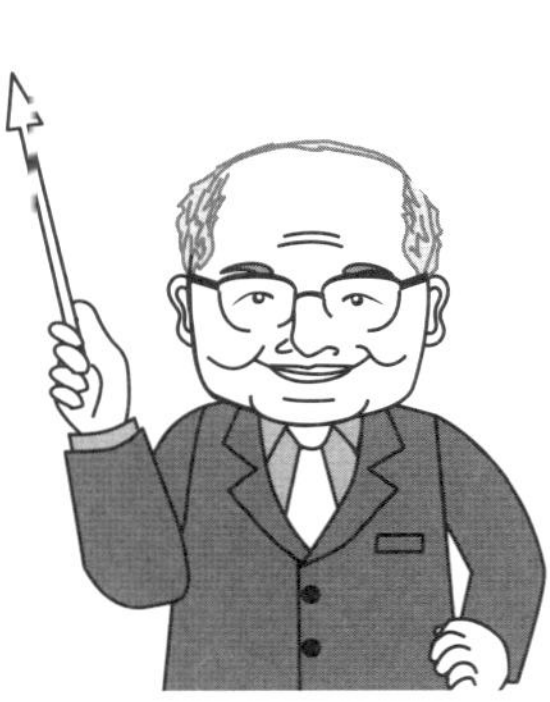

砂糖を摂れば頭の回転がよくなる

健康に気をつかう人々のあいだでは、よく「〝三白〟は体によくない」といわれます。三つの白い食品とは、白米、砂糖、塩のことです。そこで彼らは砂糖や塩を控え、白米をやめて玄米を食べるのです。

しかし私に言わせれば、この「三白」はいずれも健康を維持するために欠かせないものです。とくに砂糖は、脳の働きをよくするために欠かせません。なかには白砂糖をやめて黒砂糖にしたほうがいいと思っている人もいるようですが、脳にとっては白も黒も関係ありません。黒砂糖が白砂糖より勝っているのはミネラルの量だけですから、ほかの食品からミネラルを十分摂れるなら、どちらを使ってもかまいません。

脳が必要としているのは、ただ一つ、ブドウ糖だけです。砂糖は、そのブドウ糖の有力な供給源です。だから、頭を使う仕事をしている人や受験生は、積極的に砂糖を食べて自分の「脳力」が全開になるようにするべきなのです。

ブドウ糖が不足していると、それを補うために肝臓がブドウ糖を作りはじめます。糖新《とうしん》

「“三白”は体によくない」のウソ

白米　砂糖　塩

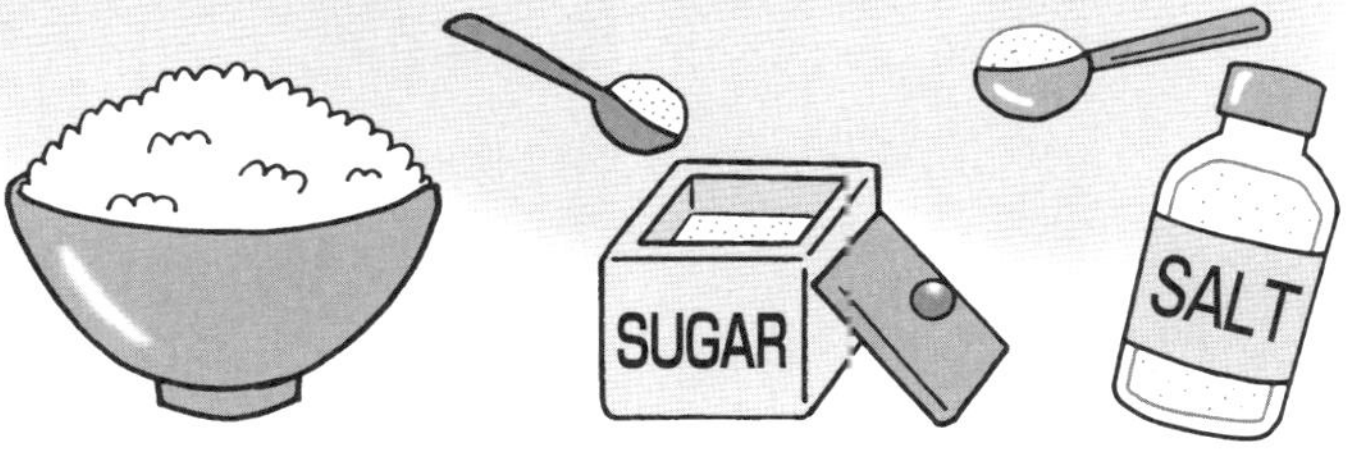

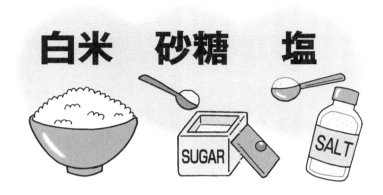

“三白”は健康の維持に必要

脳の唯一の栄養素はブドウ糖

↓

**不足すると肝臓で作るので
大量のエネルギーが使われる。
そのため活性酸素が大量発生。**

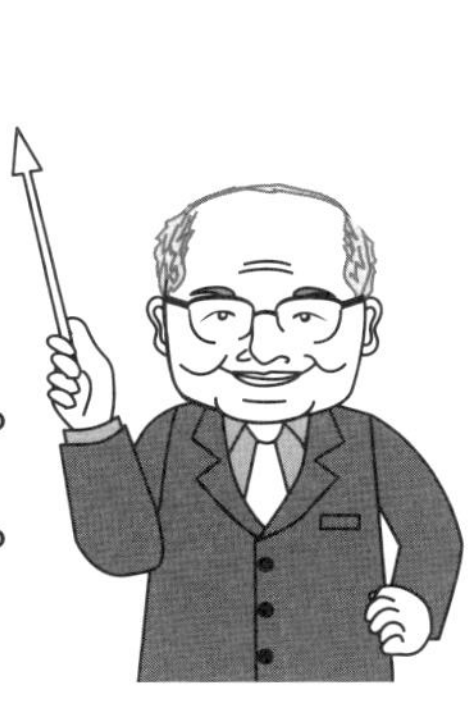

生《せい》と呼ばれる働きです。その際、骨格筋から取り出されたタンパク質が材料として使われます。それをわざわざブドウ糖に変えるわけで、そのためには多大なエネルギーが消費されます。エネルギーが大量に発生すれば、活性酸素も大量に発生します。それを避けるためにも、十分なブドウ糖を摂取しておく必要があるわけです。

なぜ、砂糖罪悪論が広まったのか

ブドウ糖の供給源は、砂糖だけではありません。米飯やパンなどが持っているデンプンもブドウ糖を含んでいます。とくに朝は、ブドウ糖を十分に含んだ食品を食べなければいけません。朝食を抜くなどもってのほかです。そんなことをしたら、いわば「脳死」状態で仕事や学校に出かけていくようなものです。頭がボーッとしたままスタートしたのでは、ろくな一日にはならないでしょう。時間がなければ、バナナ1本でもかまいません。

砂糖が体に悪いという説が世界中に流布したのは、政治問題がその引き金であったという説が有力です。キューバ危機に際し、ケネディ大統領はキューバと全面対決する決心をしました。一方、キューバ経済は砂糖の輸出に大きく依存しています。

そこで、砂糖を罪悪視している医学論文はないか、ケネディのスタッフは躍起となりました。そしてようやく、何ら科学的根拠のない粗雑な論文に彼らは出会ったのです。その結果、悪貨は良貨を駆逐するの喩《たと》えどおり、ケネディ・サイドのキャンペーンは見事に世界に広まっていったのです。

朝食にはブドウ糖を

朝食抜きは「脳死」状態のようなもの。
頭がボーッとしてしまう。

ごはん　パン　バナナ

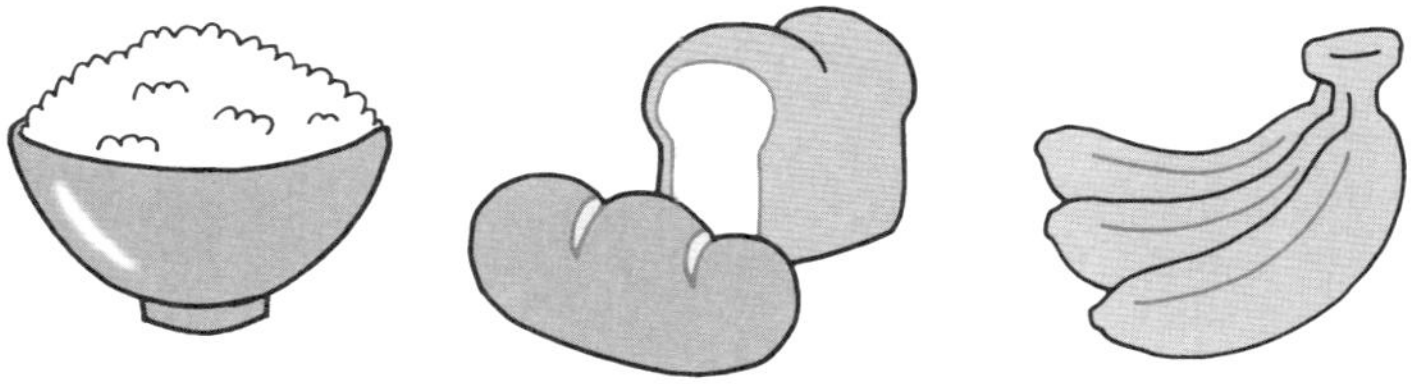

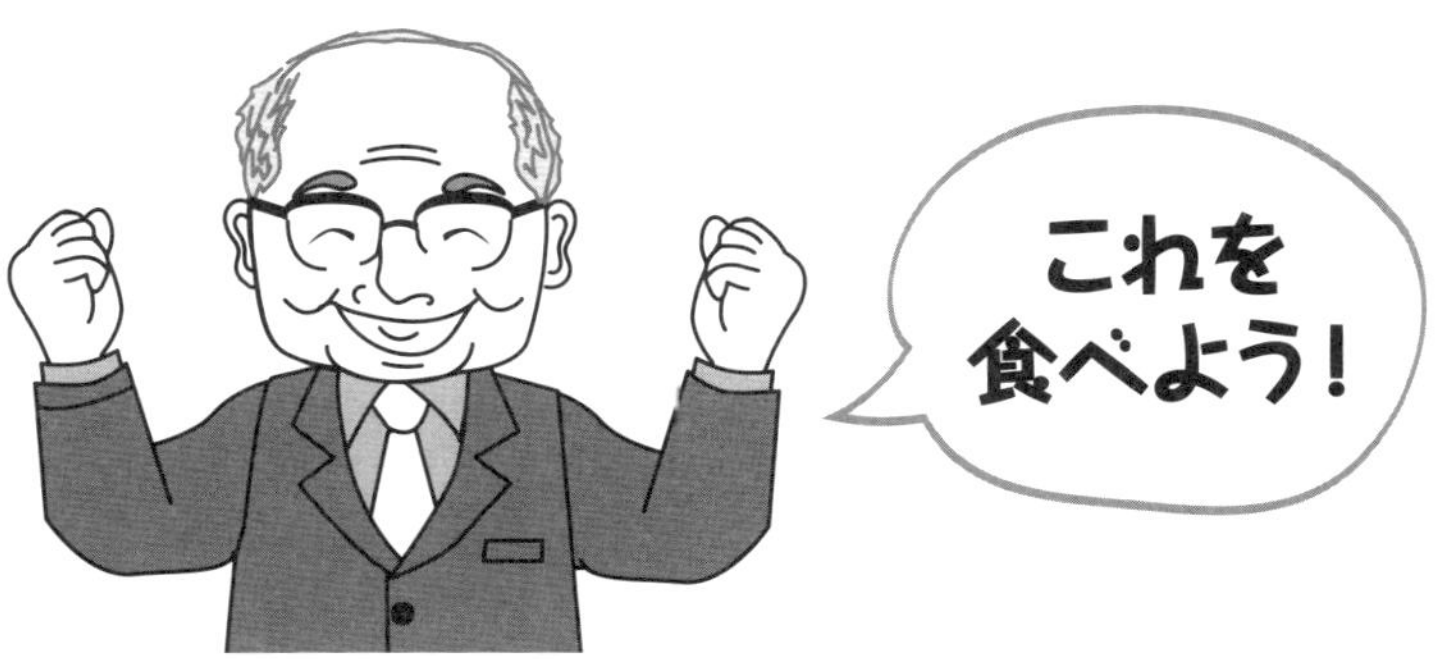

砂糖、米飯やパンなどのデンプンにブドウ糖が含まれる。時間がなければ、バナナを１本！

お酒を「百薬の長」にする上手な飲み方

飲めない人が無理にお酒を飲むことはありませんが、さすがに昔から「百薬の長」といわれるだけあって、それなりの効用はあります。たとえば老人ホームでお年寄りの食生活を調べてみると、お酒を少し嗜《たしな》む人のほうが寿命が長く、対人関係も良好だといいます。

もちろん、アルコールはタンパク質やビタミンなどと違って、生きていくためにどうしても必要なものというわけではありません。それどころか、飲みすぎれば気持ちが悪くなって嘔吐《おうと》することもあるし、ひどい場合には急性アルコール中毒で死んでしまう人だっています。アルコール依存症の増加も、深刻な問題です。

それでも人類が長くアルコールを愛飲してきたのは、一方で、それが自分たちを楽しい気持ちにさせてくれるからでしょう。人間の脳の中には、動物としての本能をつかさどっている脳幹という部分があります。

ふだんはそれが人間的な理性で抑えられているのですが、アルコールはその脳幹に働いて解放感を与えてくれます。いつも解放感を味わっていたのでは問題ですが、やはり理性にもたまには息抜きが必要です。ほどほどにお酒を飲んでいる人が長寿になるのも、そうやってストレスを発散しているからでしょう。要は、健康を害さないよう上手にお酒と付き合っていけばいいわけです。

安全圏は〝2〟がキーワードです。ビール2本、日本酒2合、水割り2杯なら、毎日飲んでもかまいません。

アルコールが人体に害をもたらすのは、肝臓で代謝しきれないほどの量を飲んだときです。農薬や添加物と同様、肝臓で処理できるなら何の問題もありません。アルコールの場合は、肝臓で第1段階の代謝が働いたときに、アセトアルデヒドという物質が発生します。これが悪酔いの原因ですが、アセトアルデヒドを水分に変えてしまう第2段階の代謝がすぐに働けば、悪酔いも二日酔いも起こりません。

この第2段階の代謝では、アセトアルデヒドを水に変える酵素が必要となります。ところが日本人を含めた東洋人の場合、その酵素を遺伝的に持っていない人が多いので、欧米人に比べて日本人はアルコールに弱く、飲むとすぐに顔が真っ赤になってしまう人が多いのです。

ただ、最初はめっぽうお酒が弱かった人でも、たとえば仕事上の必要に迫られて鍛えられていくうちに、ある程度まで飲めるようになることがあります。これは、薬物代謝という機能が働いた結果です。酵素が不足しているためにアルコールの代謝が十分にできなくなると、本来は汚染物質や薬物などを処理するために用意されている薬物代謝が、代わりにアルコールの代謝を担当しはじめます。

すると、お酒が飲めるようになったのはいいのですが、薬物代謝系の負担が大きくなってしまいます。アルコールの代謝を担当したからといって、従来の仕事が免除されるわけではないからです。そのまま放っておけば、やがて変調を来《きた》すことになります。

したがって、飲めなかったアルコールが飲めるようになった場合は、重労働を押しつけられている薬物代謝系をサポートする栄養を摂ってやらなければいけません。とくに薬物代謝系の酵素が必要としているのは、ビタミンCとビタミンEです。

また、薬物代謝を行なうときは活性酸素が発生するため、スカベンジャーも十分に摂る必要があります。酒飲みに肝硬変が多いのも、この活性酸素のせいです。アルコールがダイレクトに肝硬変をひき起こすのではありません。活性酸素さえきちんと退治するようにしていれば、お酒そのものはけっして怖くないのです。

それから、一度に大量のアルコールを飲むと、代謝のためにニコチン酸というビタミンが大量に消費されます。これはアルコールの代謝だけに使われるビタミンではなく、多くの持ち場があるため、他のエネルギー作りをはじめとする代謝がスムーズに行なわれなくなるわけです。

お酒を飲むときは、ニコチン酸を含んだつまみを一緒に食べたほうがいいのです。代表的なのは、豚肉、なまり節、豆類、チーズなどの食品です。いずれも、よくつまみとしてテーブルに並んでいるものです。先人たちの経験に基づく知恵というのは、けっして侮《あなど》れません。ニコチン酸のことなど知らなくても、昔から人間は理に適《かな》ったものをアルコールと一緒に食べてきたのです。

お酒を「少し」嗜むほうが寿命が長い

息抜き、ストレス発散に効果的

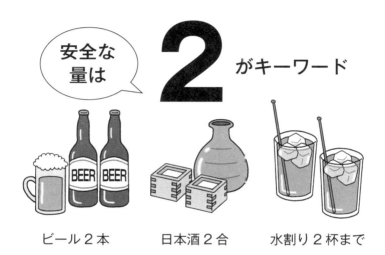

安全な量は **2** がキーワード

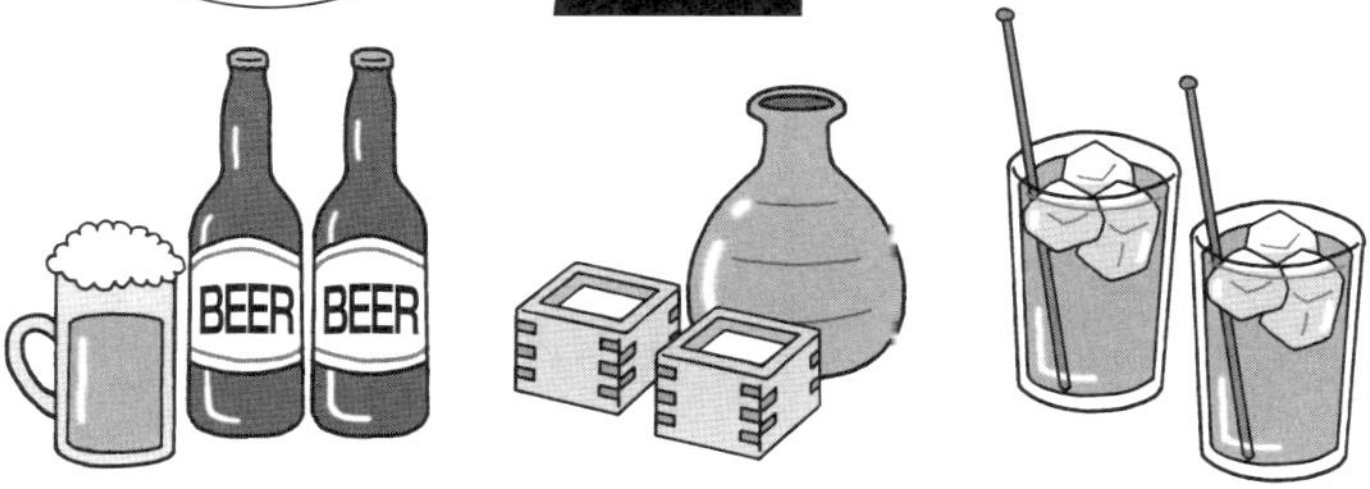

ビール２本　　日本酒２合　　水割り２杯まで

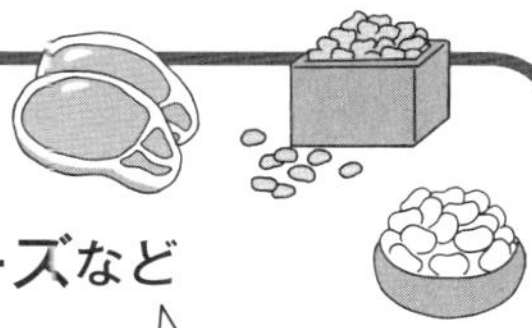

ニコチン酸を含むつまみ
豚肉、なまり節、豆類、チーズなど

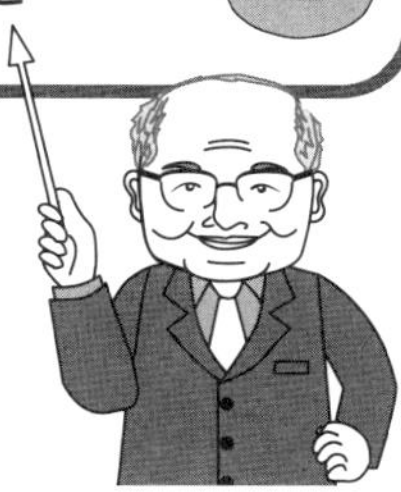

※飲めなかったアルコールが飲めるようになった場合は、薬物代謝系が頑張っている。ビタミンC、ビタミンE、スカベンジャーを摂取する。

早朝のジョギングやゴルフが命を奪う

体調を崩したり、おなかの周囲に余計な脂肪がつきはじめたりしたときに、多くの人は二つのことをその原因として考えます。

一つは言うまでもなく、これまで述べてきた食生活です。これはそのとおりで、乱れた食生活は体を壊す元になります。ただし、何が正しい食生活であるかについては、指摘してきたように誤った「常識」が流布《るふ》しすぎています。

もう一つ、健康を損なう原因として多くの人がしばしば口にするのは、「運動不足」という言葉です。

とくに中年以降になって思うように体が動かなくなり、おなかの贅肉《ぜいにく》が気になってくると、「もう少し運動しなければ……」という思いが強迫観念のように頭の中で広がる人が多いのではないでしょうか。

こうした運動不足への警戒心は、老若男女を問わず高まる一方のようです。昨今のジョギング・ブームやフィットネス・クラブの隆盛ぶりを見れば、「健康のためにはスポーツが欠かせない」という思いが「常識」として定着していることがわかります。中には単にスポーツが好きでやっている人もいるでしょう。だが、大半は「健康のために」という思いから、けっして余裕があるとは思えない時間やお金を使って、懸命に汗を流していま す。「汗を流す」といえば、昔は働いてお金を稼ぐことを意味していましたが、いまは逆にお金を払って健康を手に入れるという意味になっています。

もし、皇居の周辺でジョギングに励んでいる人に向かって、「そんなことは体に悪いからおやめなさい」と忠告したら、どんな顔をするでしょう。一笑に付されて相手にされないかもしれませんし、逆上して怒りだす人もいるかもしれません。いずれにしても、その忠告の理由を問いただそうとする人はほとんどいないでしょう。それぐらい、「スポーツ＝健康にいい」という図式が人々の頭の中で動かしがたいものになっています。

しかし彼らは、たとえば「ジョギングの教祖」と呼ばれた、ジェームズ・フィックスというアメリカ人が、52歳という若さでジョギング中に心筋梗塞を起こして急死した事実をどう受けとめているのでしょうか。

走ることが死ぬほど好きで、「ジョギングをしながら死ねるなら本望だ」とでも思っているのなら、私も文句はありません。「どうぞ、お先に」というだけのことです。

だが、それが健康にいいと信じてジョギングをしている人は、この事実をもっと深刻に考えるべきでしょう。ジェームズ・フィックスは、単に不運だったわけではありません。過度の運動は、体に害を与えることはあっても、けっして健康を増進させたりはしないのです。

「ジョギングの教祖」の死が特殊なケースではない証拠に、運動中の突然死を種目別に見ると、ジョギングが1位になっています。「たまたま体調の悪かった人が死んでしまったのだろう。自分には関係ない」といって見逃せるものではありません。

ジョギング中の突然死が多いのは、出勤前の早朝に走っている人が多いためだと思われます。ジョギングに次いで、ゴルフが2位に入っていることからも、その疑いが強いでしょう。ゴルフも、やたらと早い時間に起きてプレーすることが多いからです。

ビジネスマンの体には、ただでさえ毎日の仕事で疲労が蓄積されています。そんな状態で睡眠不足のまま激しい運動をすれば、体に負担がかかるのは当然です。「健康のため」と始めたスポーツで命を奪われてしまったのでは、残された家族はたまったものではありません。

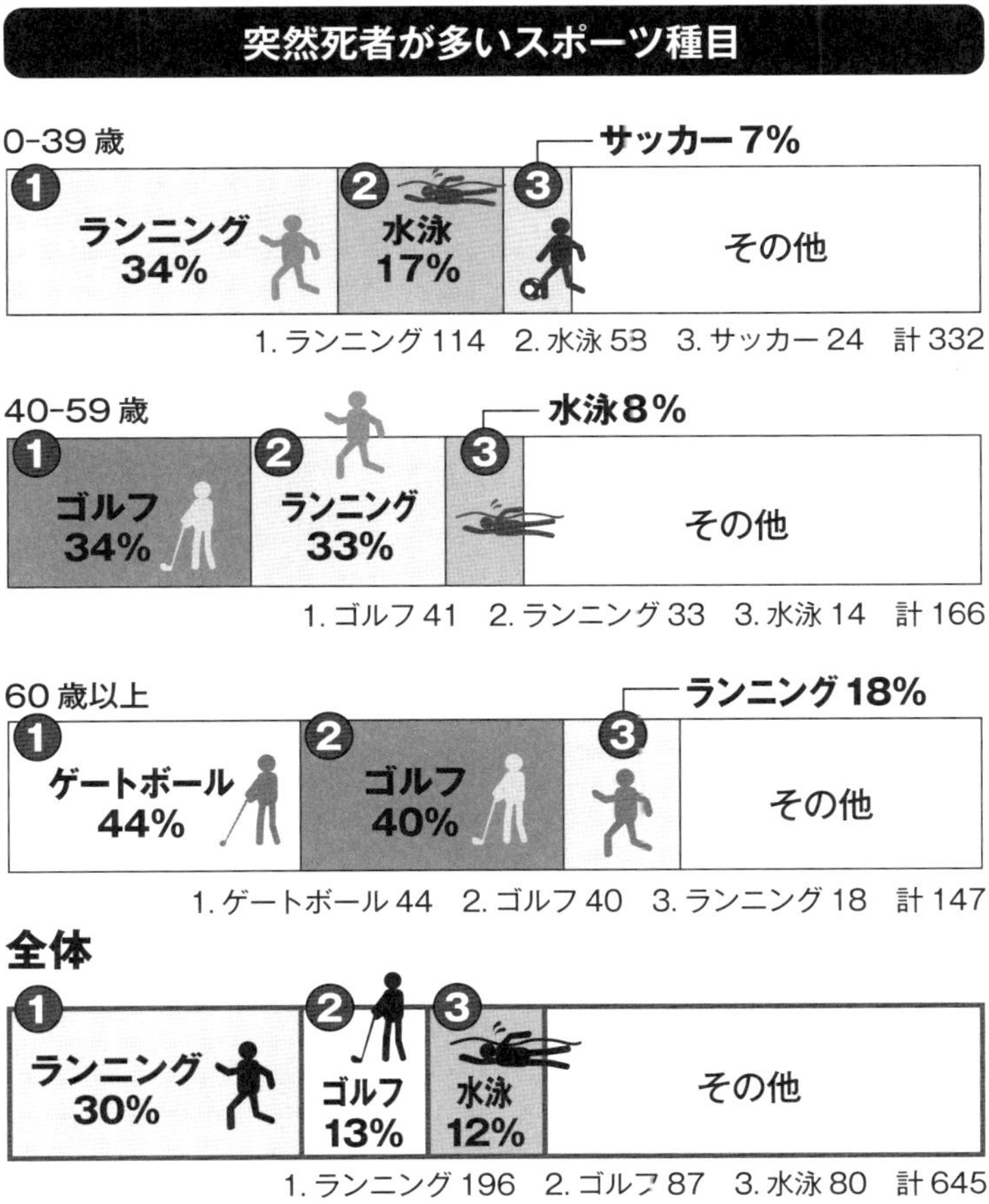

(合計の数字には4位以下を含む。1984年〜1989年厚生科学研究、村山ら)
出典：公益財団法人長寿科学振興財団ホームページ
https://www.tyojyu.or.jp/net/kenkou-tyoju/undou-shougai/undou-totsuzenshi.html

スポーツを楽しんだら活性酸素の除去を

激しい運動も活性酸素を大量に発生させる

スポーツが健康を損ねるのは、なにも早朝にかぎったことではありません。早朝の運動はとくに突然死という悲惨な結果につながりやすいというだけで、行なう時間帯にかかわらず、激しい運動は体によくないのです。ジョギングだろうがエアロビクスだろうが、一生懸命やればやるほど寿命を縮めることになると思ったほうがよいのです。

スポーツが体によくないのは、それが大量の活性酸素を体内に発生させるからです。運動量が多ければ多いほど、体にはたくさんの酸素を必要とします。誰でも、全力で走った後に息がぜえぜえと荒くなった経験があるでしょう。それだけ大量の酸素を吸っているわけです。

体内で消費された酸素は、一定の割合で活性酸素を生み出しています。つまり、酸素の消費量が多ければ、それに比例して活性酸素の発生量も増加してしまうのです。

活性酸素は、あらゆる病気や老化の原因になる大悪党です。そんなものを大量に発生させるスポーツが、体によいはずがありません。ジョギングをしている人は、健康のために

「いい汗をかいている」と思っているのでしょうが、むしろ活性酸素の発生を察知した体が危険信号として「冷や汗」をかいていると思ったほうがいいでしょう。昔から「年寄りの冷や水」というではありませんか。

もちろん実際には、発汗と活性酸素に因果関係はありません。しかし、体温が上昇すると活性酸素の発生率は高まります。汗は体温を下げるために出ているわけですから、やはり気持ちのうえでは、汗をかけば「活性酸素が増えているな」と危機意識を持つべきでしょう。

また、ストレスを増大させるという意味でも、運動量の多いスポーツは体によくありません。

ジョギング愛好者の中には、「こんなに気持ちのいいことをしているのに、ストレスなんか溜まるわけがない」と思っている人も多いことでしょう。たしかに、ジョギングをしているとだんだん気分がよくなってくることがあります。しかし、それはけっしてストレスの発散にはつながりません。

これはランナーズ・ハイと呼ばれる現象で、そのとき脳の中でベータエンドルフィンという物質が発生しています。この一種のモルヒネのような物質が、人間の気分を「ハイ」

にさせているにすぎません。そして、ベータエンドルフィンが発生するのは、体がストレスを感じているときです。

手術をする前に医者が患者に麻酔をかけるのと同じように、ジョギングによる苦痛を和らげるために脳がベータエンドルフィンを出します。つまり、走っていて気分がよくなるのは、体が強いストレスにさらされている証拠なのです。

最近、「物事をプラスに考えると脳内でベータエンドルフィンが出る」という珍説が広まっています。どうやら、ベストセラーになった本にそう書いてあるらしいです。それも医者が書いた本とのことですが、バカも休み休み言ってもらいたいものです。

プラス思考をしているとき、人間は基本的にストレスを感じていないのだから、ベータエンドルフィンなど出てくるわけがありません。あくまでも、ベータエンドルフィンは苦痛に対する防衛的な物質なのです。そういう意味では、むしろ物事をネガティブに考えて苦しんでいるときのほうが出やすいといえます。

激しい運動は活性酸素のもと？

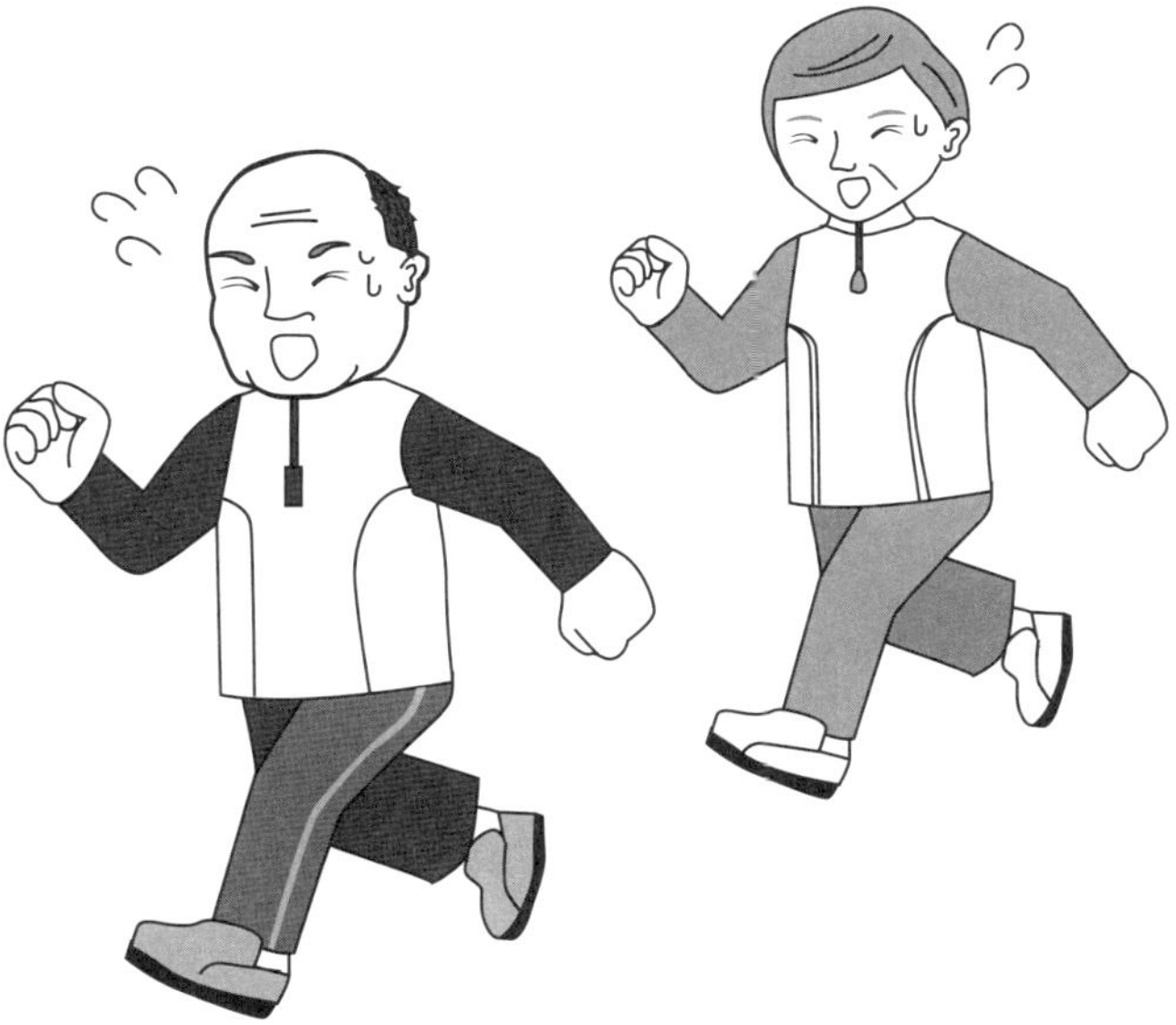

スポーツは活性酸素を発生させる。

↓

**活性酸素の
除去が必要**

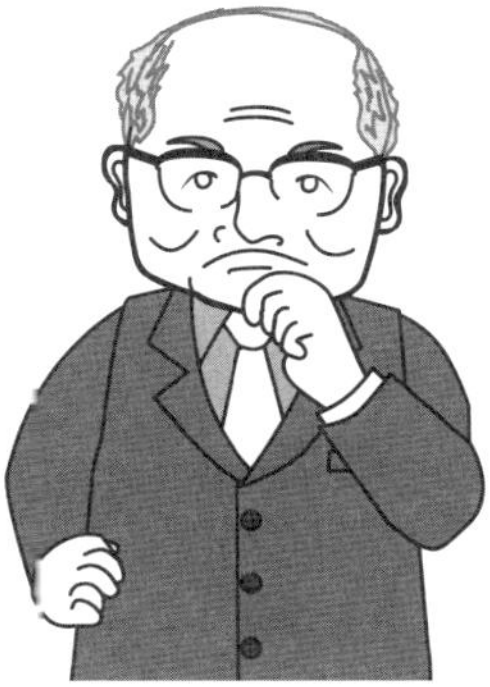

有酸素運動は息が荒くなったところでやめる

やや話が脱線してしまいましたが、スポーツをしたときに味わう気分のよさを「ストレスの発散」と勘違いしてはいけません。たしかに適度の運動はストレスの発散につながるかもしれませんが、その程度の気分転換はスポーツ以外でも図れます。それぐらいのことでは、少なくとも「スポーツが体にいい」という積極的な根拠にはなりません。精神的には解放感があっても、体はストレスを感じているかもしれないのです。

ストレスがガン細胞の天敵であるNK細胞を減らしてしまうことは、すでに述べたとおりです。オリンピックに出場するほどの優秀なスポーツマンが若くしてガンで亡くなることが少なくないのも、ハードなトレーニングによって過度のストレスを受けつづけることが遠因になっているのではないでしょうか。また、屋外でトレーニングを続けることにより紫外線を浴びる量も多くなるので、皮膚の老化も早くなります。

だからといって、趣味としてのスポーツを否定するつもりはありません。健康のためだけにやるのなら考え直したほうがいいですが、それが好きでやっている人は、少しぐらい体に悪いといってもやめないでしょう。パチンコや麻雀など不健康な趣味は他にいくらでもあるのですから、スポーツだけを槍玉に挙げても始まりません。

ただ、趣味でスポーツをやるにしても、できるだけ健康を損なわないような配慮はしたほうがよいでしょう。活性酸素が大量発生することはわかっているのですから、対抗手段としてスカベンジャーをふだん以上に摂取してから運動することが望ましいのです。

今までさんざんケチをつけましたが、運動も悪一辺倒、善一辺倒ということはありません。ジョギングやエアロビクスのような有酸素運動には、健康増進に役立つ部分もあります。つまり、細胞内のミトコンドリアの数を増やす効果はあるのです。

ただし、皇居を何周もするような激しい運動は必要ありません。かえって活性酸素を増やしてしまうので逆効果となります。ミトコンドリアを増やすのが目的なら、ちょっと息が荒くなる程度の運動で十分です。

ミトコンドリアは、細胞内で酸素を燃やしてエネルギーを作る場所ですが、そのエネルギー工場の生産力は、40歳を過ぎたころから低下してきます。40歳過ぎの人の筋肉細胞を検査してみると、ほぼ100パーセントの人にミトコンドリアの変異が見られます。たとえ数は足りていても、きちんと働かないものが多いのでは、必要なエネルギーを作り出すことができません。

そこで有酸素運動が必要になります。酸素がたくさん供給されれば、それを利用してエネルギーを増産しようとして自然にミトコンドリアの数が増えるようになります。したがって中年以降になったら、意識的に短時間の有酸素運動を行なったほうがよいのです。

ジョギングなら数分も走れば、ふつうの人は息が荒くなります。一般的な感覚では運動と呼べない程度の運動ですが、それでも体はきちんと反応してくれます。

最近は、ジョギングが危ないという反省から、ウォーキング、つまり散歩を健康法の一つとして取り入れる人が増えています。たしかにジョギングよりは安全でしょうが、これもやりすぎは禁物です。くたくたになるまで歩いたのでは、やはり活性酸素が発生してしまいます。やはり、呼吸が速くなる程度まで歩けば、それで切りあげるべきです。

ミトコンドリアを活性化させる短時間運動

有酸素運動のメリット

↓

正常なミトコンドリアを増やす

40 歳すぎたら、ミトコンドリアは
減少する。適度な運動が必要。

- **ジョギングなら数分**
- **ウォーキングなら疲れない程度**

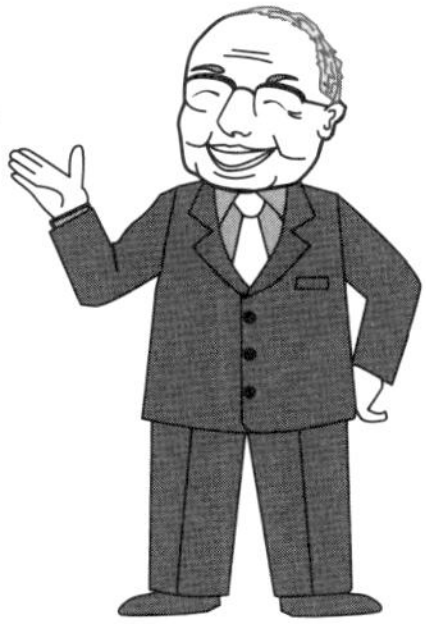

筋肉は、どうすれば強くなるのか

では、筋力はどういう仕組みで強くなるのでしょうか。

筋肉は、細胞の束でできています。さらにその筋細胞の中には、筋原繊維《きんげんせんい》という細い束が並んでいます。さらに筋原繊維の中には、フィラメントと呼ばれる細い糸のようなタンパク質が並んでいます。

このフィラメントが、筋力を決める本質的な部分だといっていいでしょう。フィラメントにはアクチンとミオシンの2種類があり、双方が頭を付き合わせた恰好になっています。筋肉が縮むときには、それがお互いの隙間にもぐり込むような形になります。

筋肉が太くなったり細くなったりするのは、フィラメントの数が増えたり減ったりするからで、つまり筋肉を鍛えるとは、フィラメントの数を増やすことにほかなりません。そしてフィラメントの本数は、通常より大きな負荷を筋肉にかけることで増加します。

ふだん筋肉が縮むときは、特別に重たい物を持ったりして力を入れないかぎり、半分程度のフィラメントしか使っていません。そして、フィラメントの働きが持続するのは5

秒程度です。したがって、仮にフィラメントが４本あるとすれば、まず２本が筋肉を縮めるために働き、およそ５秒後に残りの２本と交代する。その繰返しで間に合っている場合は、フィラメントの本数は増えません。

しかし、ふだんとは違う重労働を筋肉に課すと、半分のフィラメントでは処理しきれなくなります。そこで残りの半分が最初から動員されることになるのですが、働きが５秒しか持続しないことに変わりはありません。重労働が５秒以上続いた場合には、交代要員がいなくなってしまうわけです。

すると体は持ち前の合目的性を発揮します。その重労働を引き受けられるように、フィラメントの本数を増やそうとするのです。

ただし、その重労働が既存のフィラメントでこなせるかどうかは、事前にわかっているわけではありません。５秒たってみてから交代要員がいないことに気づくわけですが、その時点でフィラメントの一部は重労働に耐えきれずに壊れています。それを作り直すときに、足りなかった分を加えて、総数を増やすのです。

この仕組みを利用した筋肉増強法が、ドイツのマックス＝プランク研究所の業績の一つであるアイソメトリックスです。「アイソ」は「等しい」、「メトリックス」は「長さ」を意味する言葉で「等尺収縮」と訳されています。

やり方は、実に簡単です。鍛えたい筋肉が全力で収縮した状態を、6秒間続ける。それを何回か繰り返すだけです。6秒という時間は、フィラメントが5秒までは持ちこたえられることが根拠になっています。それを超える負荷をかければ、体が反応して本数を増やします。

筋肉が全力で仕事をしている状態を作ればいいのですから、特別な道具はまったく必要ありません。私の場合、入浴中に実践しています。湯に浸かりながら、浴槽の側面を両腕を広げるようにして力いっぱい押してやるのです。これを6秒間やれば、今度は脚。膝を立てた姿勢で両脚を広げ、同じように浴槽の側面を6秒間押す。これで脚の外側の筋肉はオーケーです。内側の筋肉を鍛える場合は、浴槽に頼る必要はありません。両脚を閉じて、力いっぱい内側に向かって押し合えばいいのです。自分一人で腕相撲ならぬ「脚相撲」をやっているようなものです。

こうして、各部分をそれぞれ3回ずつやれば十分でしょう。温泉旅館のような大浴場のある家にでも住んでいないかぎり、どこの家庭でも簡単にできるトレーニングです。

手軽に筋トレ

鍛えたい筋肉が全力で収縮した状態を６秒間続け、それを３回繰り返す。

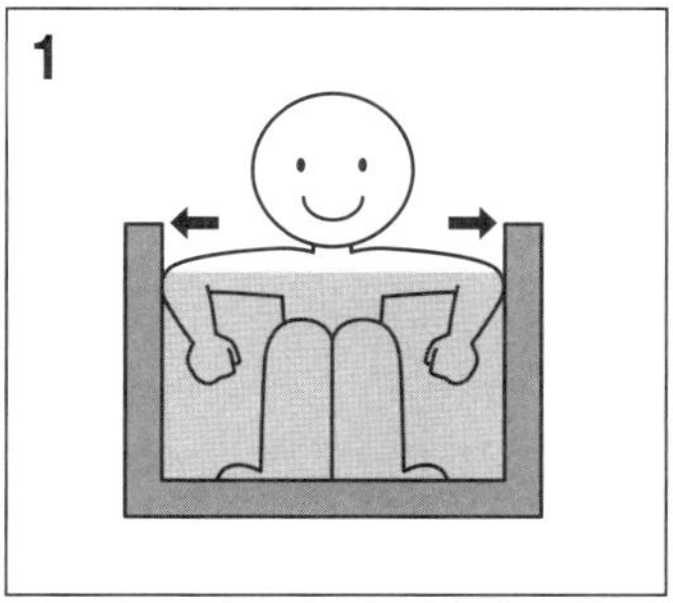

1. 浴槽の側面を肘で力いっぱい６秒間押す

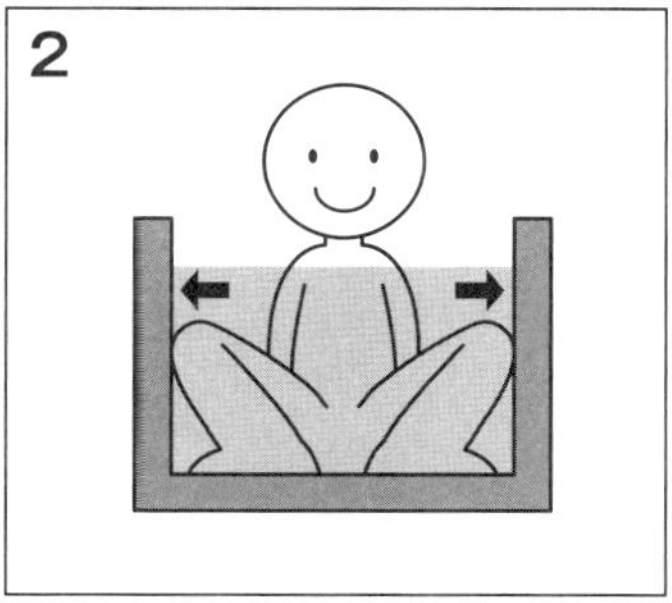

2. 両膝を広げ、浴槽の側面を６秒間押す

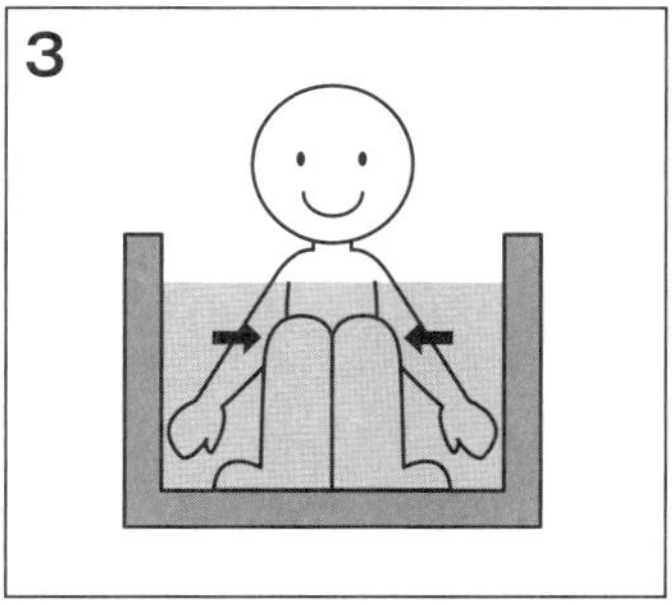

3. 両脚を閉じて、力いっぱい内側に向かって押し合う

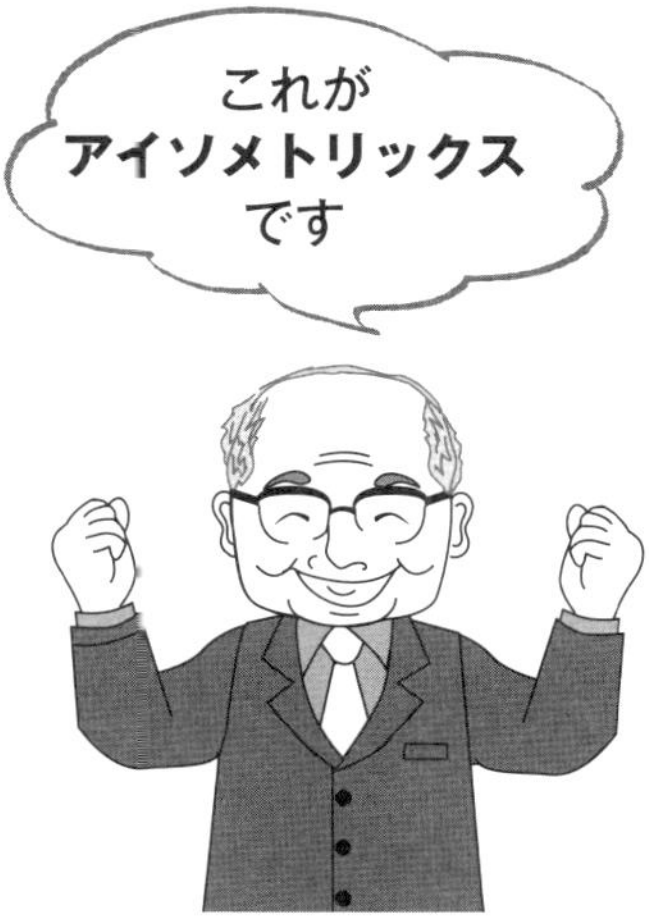

ストレッチが有効な筋肉とは

アイソメトリックスはトイレでもできます。太ももの前方にある大腿四頭筋《だいたいしとうきん》という大きな筋肉を鍛えるには、トイレタイムが活用できます。方法は呆れるほど簡単です。洋式トイレで用を足した後、便座から腰を浮かした状態を6秒間続ければいいのです。

このように、アイソメトリックスはきわめて簡単なトレーニングですが、毎日やる必要はありません。真面目にやりすぎると逆効果になってしまいます。アイソメトリックスは1日おきに行なうのが原則です。途中で2日あくことにはなりますが、ゴミを出す日に合わせて、月水金、火木土などと曜日を決めておくと習慣づけられるのではないでしょうか。

もっとも、筋肉の中にはアイソメトリックスで鍛えるのがむずかしい部分もあります。たとえば腓腹筋《ひふくきん》と呼ばれるふくらはぎの筋肉は、力いっぱい働かせようと思っても、どうすればいいのかわかりません。そういう筋肉に関しては、ストレッチが有効です。静かに筋肉を伸ばした状態を、やはり6秒間続けてやればいいのです。

ふくらはぎの引き締め

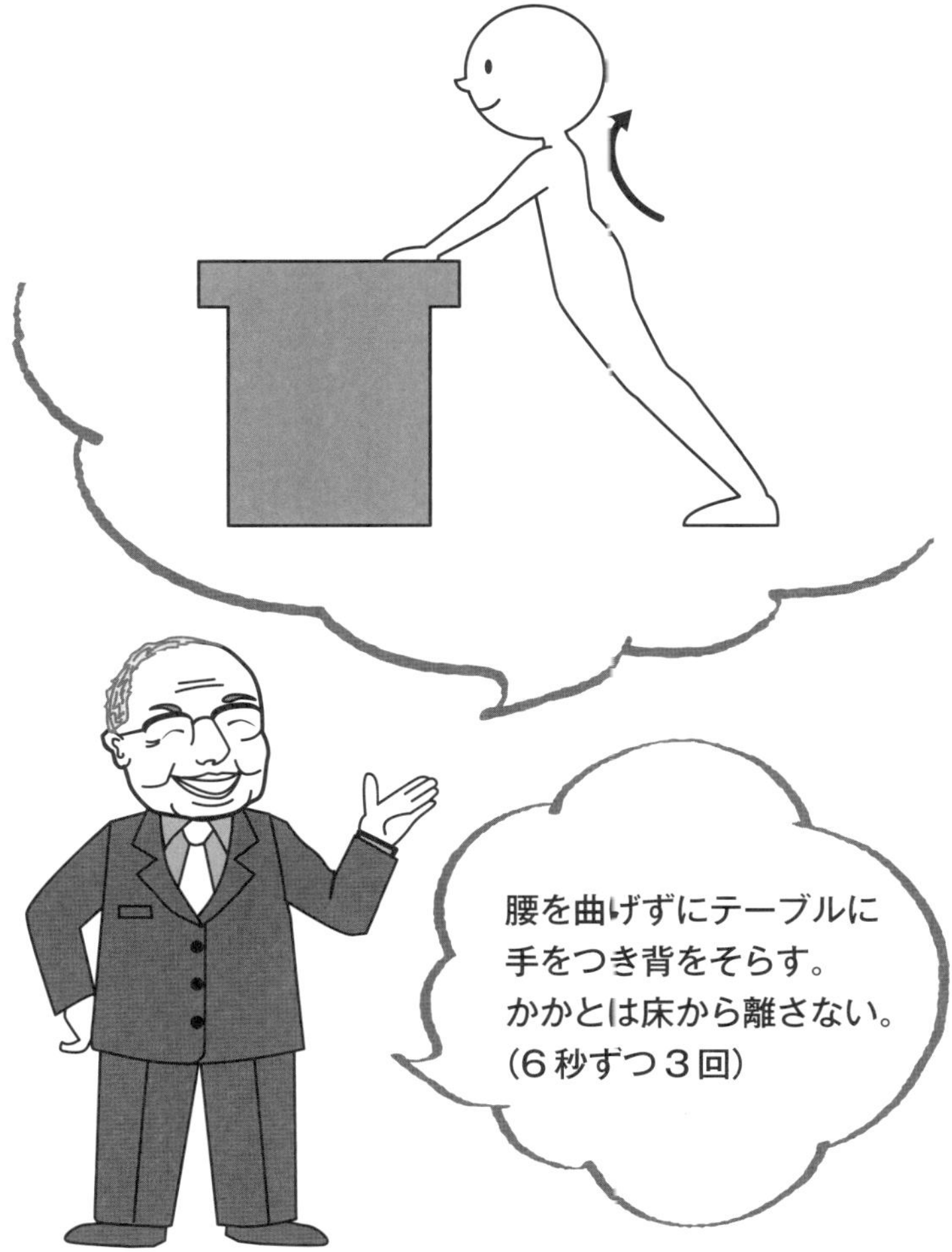
腰を曲げずにテーブルに
手をつき背をそらす。
かかとは床から離さない。
（6 秒ずつ 3 回）

第4章

医学で病気は予防できない

今の医学には病気を予防する力はない

医学界では、「21世紀の医療は〝治療〟より〝予防〟を」が合言葉になっているようです。こういう目標を掲げること自体、私にも文句はありません。病気を治療するのはもちろん大事ですが、病気にならないようにするのはもっと大切です。私の健康管理学も、病気の予防を最大の目的としています。

しかし、立派な目標を掲げているからといって、医者に対する私の不信感が拭《ぬぐ》われたわけではありません。医者の考えている「予防」は、私の考えているものと違うようです。大半の医者が「病気予防のため」と称してさかんに勧めるのは、人間ドックや定期健診です。要するに、こまめに点検して故障を早く発見しましょう、という発想です。

これでは「予防」の名に値しません。早期発見と予防とではまったく意味が違います。たとえ早期発見に成功したとしても、その時点ですでに病気が発生していることに変わりはありません。人間ドックや定期健診によって「予防」できるのは病気のさらなる悪化であって、病気そのものではないのです。病気の予防を合言葉にしながら、その一方で人間ドックの普及に力を入れるというのは、目的と手段が完全にズレた行為だと言わざるをえません。

もっとも、本当に病気を早期発見して悪化を食いとめられるなら、人間ドックにも一定のメリットはあります。ところが現実には、ここにも大きなクエスチョンマークがつきます。

たとえば、たしかに人間ドックでガンが発見されたが、早期発見どころかすでに手遅れの状態だった、というケースは珍しくありません。あるいは「異常なし」と診断されて喜んでいた人が、半年もたたないうちにガンで死んでしまうことさえあります。

ガンは〝早期発見〟されたときには、すでにガン細胞の数は10億を超えているのが普通です。急性心臓死した人のおよそ6割が、人間ドックでの心電図では「異常なし」と判定されていた、というとんでもないデータもあります。

こんな無駄な検査を受けるために殺風景な病院に泊まり込むぐらいなら、高級ホテルにでも泊まって散財したほうが、よほどマシです。人間ドックの「異常なし」ほど信用できないものはありません。

人間ドックで重大な病気やその兆候が見逃されるのには、いろいろな理由があります。

一つはヤブ医者ならぬ「ヤブ人間ドック」が野放しになっていることです。ビジネスとして利益ばかり追いかけていけば、検査の内容はどんどんずさんになっていって当然でしょう。

日本病院会の指定を受けた人間ドックを選べば安心かというと、そうもいきません。どんなに優秀な人間ドックでも、病気の見逃しは起こりうるのです。

人間ドックでは発見されにくい病気がいろいろとあります。たとえば、血液検査で発見できる糖尿病や高脂血症、画像診断が容易な胃や肺の病気などは、一般的な人間ドックでも見つかります。

しかし、膵臓や腸などの病気は、特別な検査を行なわないと発見できるものではありません。半日で済むような人間ドックでは、膵臓ガンや大腸ガンはまず見つからないと考えたほうがいいでしょう。〝ありふれた頻度の高い〟病気を、短時間で大量に処理できる検査で見つけようとする人間ドックは、システム自体に構造的な問題を抱えているのです。

「人間ドック」で病気は予防できない

特別な検査が必要な膵臓や腸などの病気は
半日程度の人間ドックでは発見できない

↓

**人間ドックや定期健診は
「早期発見」であり「予防」ではない**

↓

“自主管理”が重要

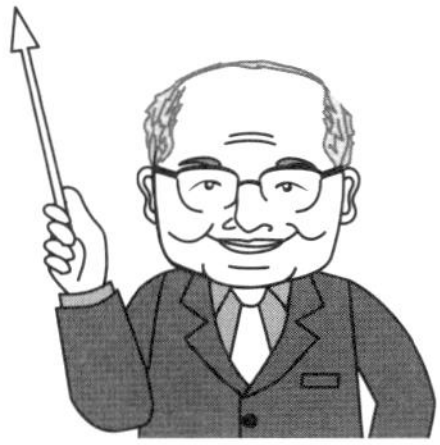

栄養学の導入なしに医学の近代化はない

人間ドックに頼っているようでは、いつまでたっても予防医学が進歩することはありません。

どんなに検査技術が発達し、精密な医療機器が開発されても、予防医学の発達にはつながりません。

必要なのは、医学者が生命現象に対する認識を改めることです。従来の医学とは別の角度から生命現象を理解しなければ、病気を予防することはできないのです。

そのためには、まず栄養学の導入が急務です。

私がこれまで述べてきたとおり、栄養の摂り方によって、人間は健康にもなれば病気にもなります。それぞれの個体差に合わせて正しい栄養を摂取していれば、脳をはじめとする病気を予防できるのみならず、体の老化も遅くすることができます。

それなのに、日本の医者はいまだに「栄養は栄養士」任せです。そして、栄養士はカロリー計算と、厚生省の指示に忠実にメニューを作ることに明け暮れています。

医学に必要なのは「栄養学」の導入

栄養の摂り方によって健康にも病気にもなる。

↓

医学にも栄養学を導入すべき

**意識の変革を迫られているのは
医者だけではない**

健康は日常の食生活に大きく左右される
＝病気になるか否かは本人の意識次第

**健康は、自分自身の努力によって
維持すべきもの**

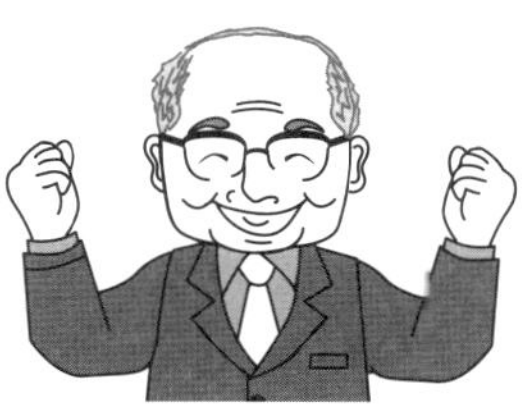

さらに、医学の近代化を実現するためには、分子生物学との連携が絶対に欠かせません。とかく学者というのは、古くからの縄張り意識を引きずって生きる動物です。しかし、無意味な垣根はすぐにでも取り払うべきです。分子生物学には分子生物学の専門家がいるわけですから、医学者にそのすべてをマスターしろとまではいいません。しかし、病気の仕組みを理解しようとするのであれば、そのアウトラインぐらいは把握しておくのが医学者の責任というものでしょう。

せめて、最先端の生命科学者による多大な成果に目を向け、耳を傾ける姿勢ぐらいは持たなければ、人の命を預かる仕事にたずさわる資格はないといえます。

大事なことがもう1点あります。意識の変革を迫られているのは、医学界の人間だけではありません。健康が日常の食生活に大きく左右されるものである以上、病気になるか否かは本人の意識にかかっているのです。

病院とは、病気になったときに訪れる場所です。病気の予防を医者に任せようと思ったら、健康な人まで毎日のように病院通いをしなければなりません。所詮、人生は自助努力。健康は、自分自身の努力によって維持すべきものなのです。

病気予防の「三種の神器」

私自身は、白内障を医者に頼らず自分で治そうと決心したことから栄養学について考えるようになりました。したがって私の健康管理学は、健康自主管理学と呼んだほうがいいかもしれません。

「私も健康を自己管理してきた」という人も多いことでしょう。しかし私は、「自己管理」と「自主管理」ではややニュアンスが違うと考えています。「自己管理」が「ふだんから健康に留意した生活を心掛ける」という程度の意味だとしたら、「自主管理」はより積極的にかつ主体的に「自ら健康を作っていく」ということになります。

自己管理はその気になれば誰にでもできますが、自主管理を行なうにはそれなりの知識が必要です。健康を自己管理している人は世間の健康情報に敏感ですが、自主管理をするためには、もっと正確な情報を深く勉強しなければなりません。

勉強すべき内容は、私が医学界に求めているものと基本的には同じです。もちろん、すべての人に分子生物学の勉強を強《し》いるつもりはありません。ただ、その成果に基づく分子栄養学的な知識を、きちんと身につけてもらいたいのです。

ここで、もう一度まとめておきたいと思います。私たちの体の中では、細胞が休むことなく新旧交替を続けています。病因遺伝子があっても、抑制遺伝子が正常に働いていれば病気になることはありません。

そういう生体の合目的性を支えているのは、食品から摂取するタンパク質です。それも、体が必要とするアミノ酸を含んだ良質タンパクでなければいけません。また、体内でタンパク質を作るためには大量のビタミンが必要です。第2章で採りあげたビタミン・カスケードを思い出してください。微量のビタミンでは、すべてのタンパク質をフォローすることはできないのです。

さらに忘れてならないのは、スカベンジャーによる活性酸素退治です。この「電子ドロボー」は体内でひっきりなしに発生していますから、油断は大敵です。

高タンパク、メガビタミン、そしてスカベンジャー。これが病気を予防するための「三種の神器」だといっていいでしょう。自分の体が遺伝的に持っている弱点を把握したうえで、この三つを中心にしながら、各自の個体に合った食生活を工夫していただきたい、と思います。

三石式・病気予防の"三種の神器"

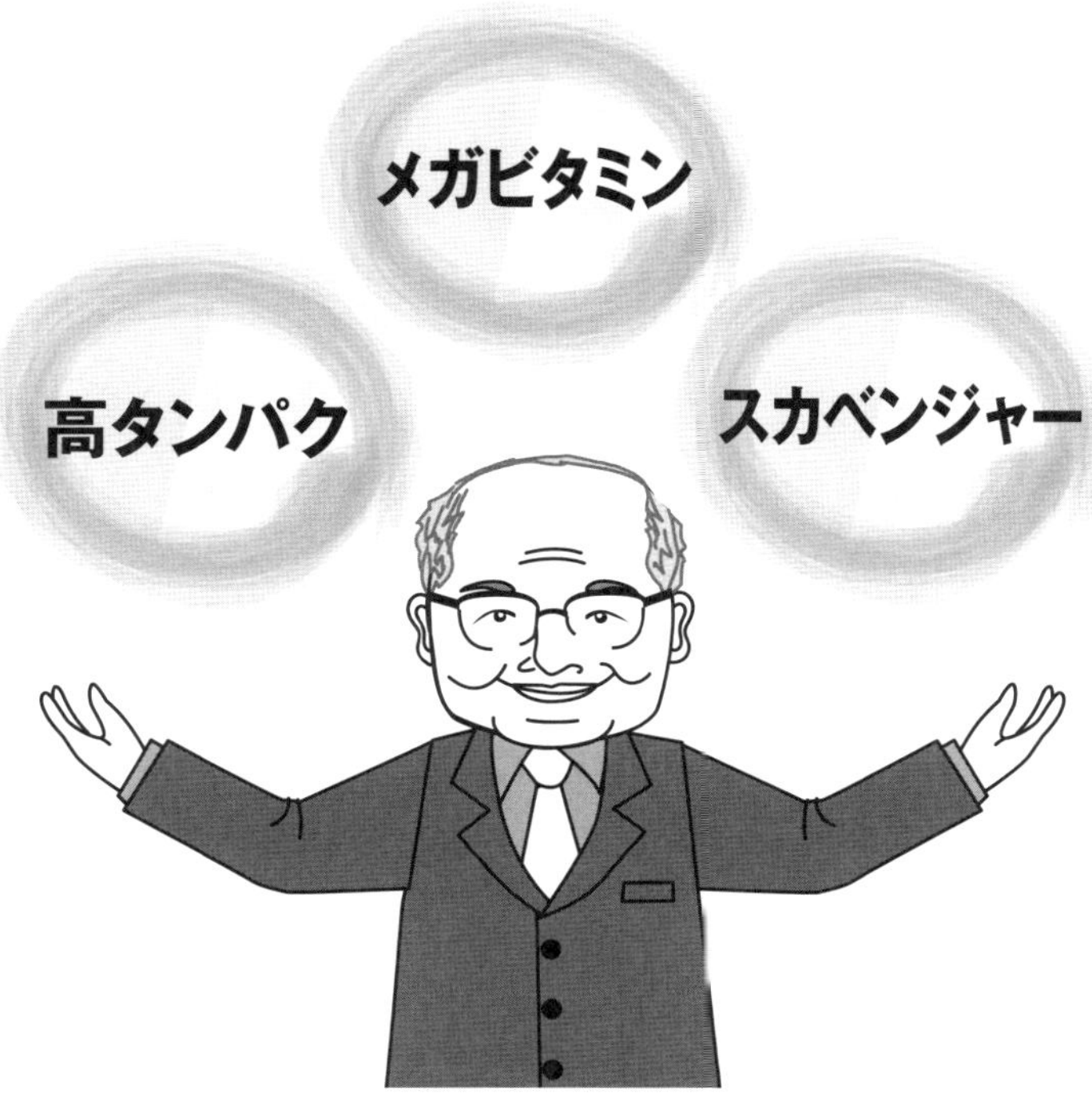

遺伝的な弱点である個体差を把握し
“三種の神器”を基に食生活を工夫する

↓

三石式「健康自主管理」

NK細胞は「笑い」で増える

ストレスは健康の大敵です。ストレスはNK（ナチュラル・キラー）細胞を減らし、ガン細胞をはびこらせる原因になります。

そもそも従来の健康自己管理法は「あれはダメ、これもダメ」という〝引き算〟の発想が中心でした。そのため、健康に気をつかう人ほど生活習慣や食生活に対して神経質になり、逆にストレスを増進させていたといえます。

ほんとうに健康を維持したかったら、まず自分の体の正しい知識を身につけること。そして、とにかく瑣末《さまつ》なことにこだわらないことです。小さなことを気にして物事を悲観的に考えていると、ストレスによってNK細胞がどんどん殺されていきます。

NK細胞は、「笑い」によって増えていくものです。コメディ映画を見たり、友だちと冗談を言いながら語り合っていたほうが、よほど確実に健康増進につながります。

ＮＫ細胞は「笑い」で増える

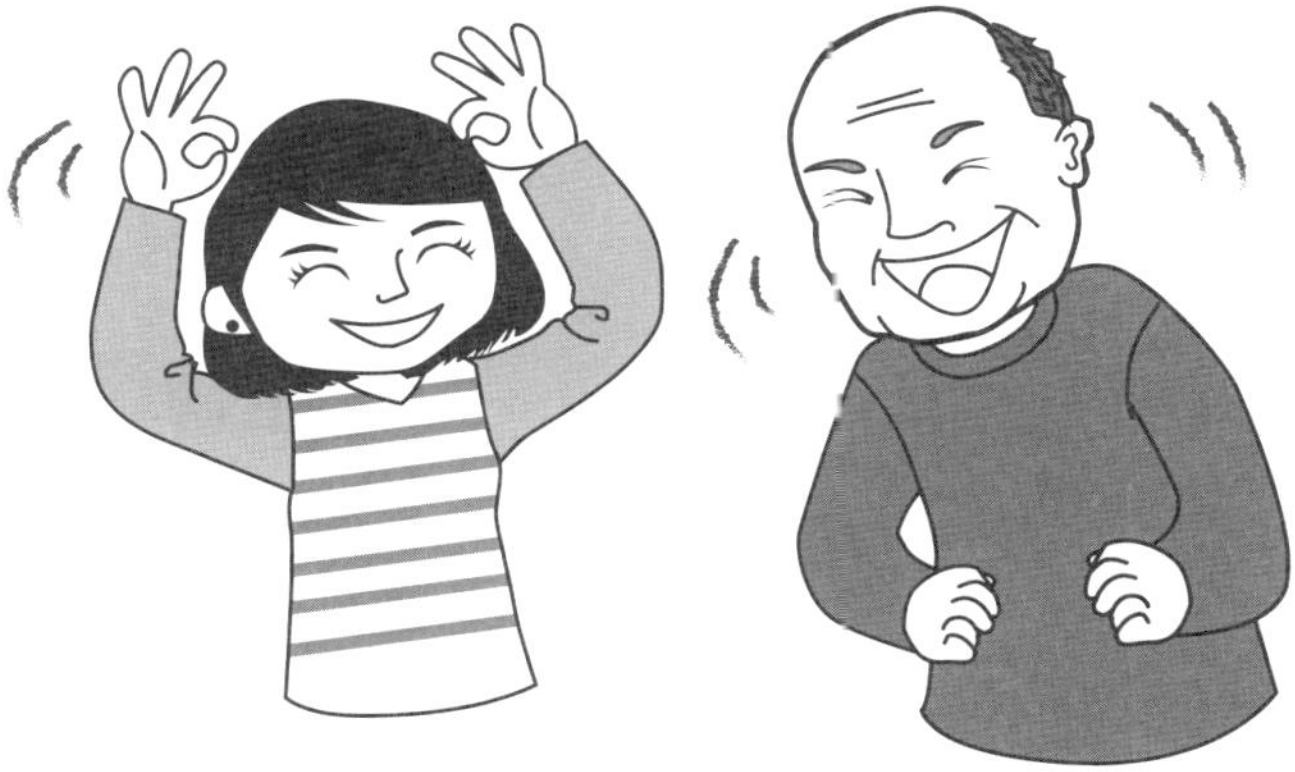

ストレスは健康の敵

↓

**小さいことを気にせず楽しく語り、
笑うことでNK 細胞が増進する**

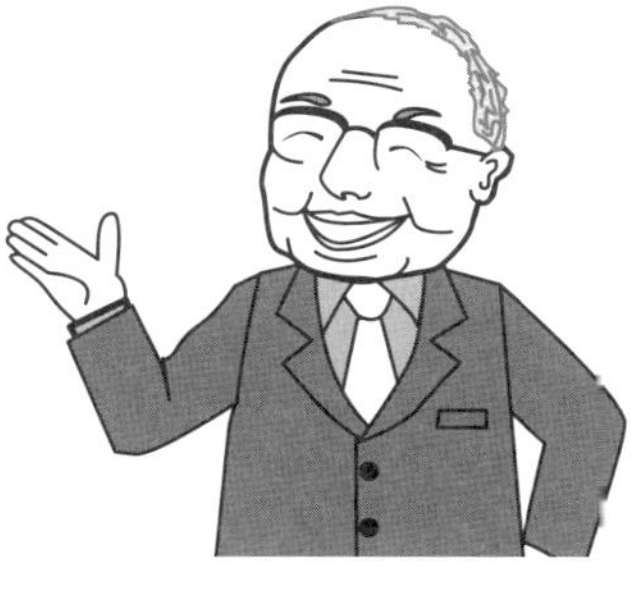

猫にはキャットフード、人間には「ヒトフード」

猫にドッグフードを与えると失明してしまうことをご存じでしょうか。タウリンという物質がイヌにとっては可欠アミノ酸であるのに、猫には不可欠アミノ酸（必須アミノ酸）だからです。犬は他のアミノ酸・システインからタウリンを自力で作れますから、ドッグフードにはタウリンが入っていません。それを自力で作れない猫は失明するのです。

犬にはドッグフードがあり、猫にはキャットフード。要するに、それぞれの体に必要なアミノ酸を含んだ食べ物が用意されているわけです。そして人間にも、可欠アミノ酸と不可欠アミノ酸があります。

遺伝子が要求するアミノ酸を質的にも量的にも満足させることが、分子栄養学の基本的な考え方です。であるならば、そこから導き出される理想的な「食」のスタイルは、「ヒトフード」と呼んで差し支えないでしょう。

タンパク質を構成する20種類のアミノ酸のうち、不可欠アミノ酸は9種類、可欠アミノ酸は11種類です。

猫にはキャットフード、犬にはドッグフード

人間には「ヒトフード」

- ９種の不可欠アミノ酸
＋11 種の可欠アミノ酸
- 効率よくタンパク質を作るための
ビタミンB群、ビタミンC

こうした「ヒトフード」の考え方を広く普及させ、人々の健康増進に役立てるのが、分子栄養学の目指す究極の目標！

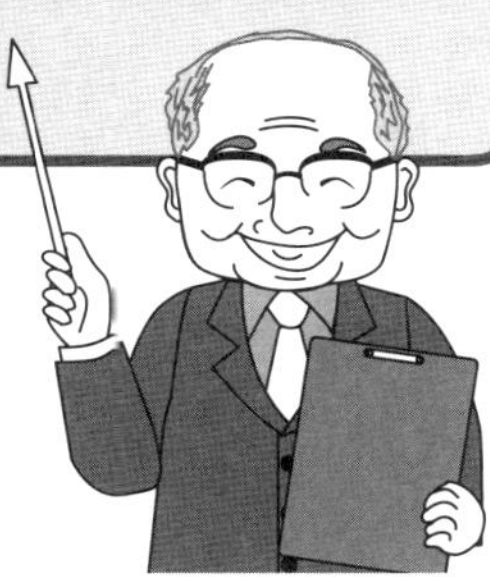

先ほど採りあげたタウリンは、人間にとっても可欠アミノ酸です。私たちも、システインからタウリンを作ることができます。しかし、摂取しなかった猫が失明することからもわかるとおり、タウリンは視覚や脳の機能をも左右します。

これだけ重大な役割を担っているアミノ酸ですから、間違っても不足させるわけにはいきません。ですから私は、あえてタウリンを不可欠アミノ酸の仲間に入れ、自力で作るだけでなく、食品からも摂取すべきだと考えています。

つまり、私が提唱するヒトフードには、10種類の不可欠アミノ酸が存在します。

しかし、それだけでは不十分です。効率よくタンパク質を作るためには、ビタミンB群やビタミンCが欠かせません。さらに、ビタミンEやビタミンAといった脂溶性の天然ビタミン、カルシウムやマグネシウムなどのミネラル、腸内細菌の餌になるオリゴ糖、活性酸素を除去するスカベンジャーを加えれば完璧です。

こうしたヒトフードの考え方を広く普及させ、人々の健康増進に役立てるのが、分子栄養学の目指す究極の目標です。日常的な食生活では「個体差」をなかなかカバーできない場合が多いので、私は分子栄養学による健康管理のために、栄養補完食品を開発、製造しています。

「快眠・快食・快便」は、ブタの生き甲斐

還暦を過ぎてから健康の自主管理を始めた私は、95歳までほとんど病気らしい病気をせずに生きてきました。

しかし、私は自分が特別だとはけっして思いません。

人間の体には、もともと１００歳を過ぎても健康でいられる力が備わっているのです。その力が失われてしまうのは、体の合目的性を阻害するような食生活を送っているからにすぎません。質量ともに必要な栄養さえ摂っていれば、１００歳まで生きたとしても驚くには値しないのです。

もっとも、人間はただ単に長生きすればいいというものではありません。何らかの形で社会参加することによって、私たちは自分に価値を見出し、生きている実感を得ることができます。その実感を失ってしまったのでは、生きているというよりも、単に「死んでいない」というだけのことでしょう。

そういう意味では、日本がほんとうに「長寿国」と呼べる国かどうかは疑わしいと思い

ます。たしかに平均寿命は延びています。しかしその一方で、寝たきりや痴呆の高齢者が増えています。

私の言う社会参加とは、なにも仕事やボランティア活動などを通して社会に貢献することだけを指しているのではありません。

私は15年前に、自分の家にパイプ・オルガンを設置しました。どうも世間には、指先を使うとボケ防止になるという「常識」が広まっているらしく、私もオルガンを弾くことでボケを防いでいるのだと、誤解されることがあります。

しかし、私はそんなことを考えたこともありません。ボケの予防なら、栄養によって十分にやっています。オルガンを弾くのは、それが楽しいからです。仕事で執筆や講演をしているときと同様、私はオルガンを弾いているときも自分が正真正銘の人間であることを実感できます。

正月のスキーも同じことです。体力作りのためにスキーを始めたわけではありません。そのために必要な体力があるから、スキーを楽しめるのです。

そもそも人間の文化とは、すべて社会性を持っています。したがって、こうして音楽やスポーツと関わることも、一種の社会参加と呼んで差し支えありません。それができない

「快眠・快食・快便」は、ブタの生き甲斐

日本は本当の意味で長寿国なのか？

日本では平均寿命が延びるとともに、寝たきりの高齢者が増えている

趣味やスポーツなど
「生き甲斐のある」人生を

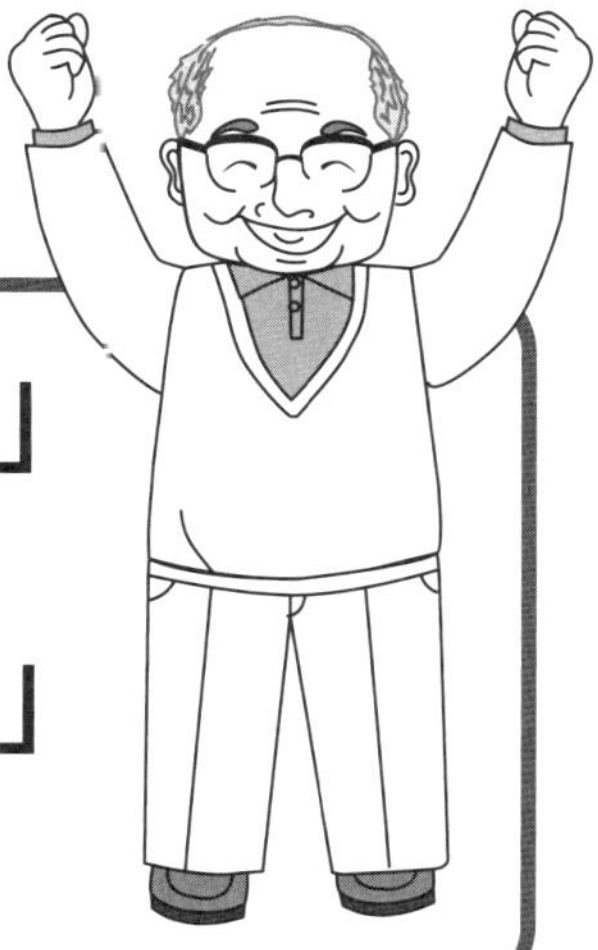

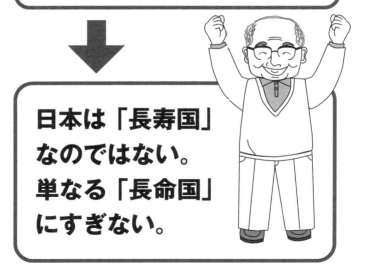

**日本は「長寿国」
なのではない。
単なる「長命国」
にすぎない。**

のでは長寿とは言えないし、健康な状態とも言えないのです。

よく、健康の条件として「快眠・快食・快便」の三つを挙げる人がいます。よく眠り、よく食べ、気持ちよく排泄さえしていれば、自分の健康状態に満足できるということです。しかし、その程度で満足できるのであれば、人間をやっている意味はありません。たとえばブタになったとしても、「快眠・快食・快便」は味わうことができるでしょう。ブタならそれで生き甲斐を感じられるかもしれませんが、人間が寝て、食べて、出すだけで満足してはいけません。

本格的な高齢化社会の到来を控えて、寝たきりや痴呆の増加を危惧する人たちから、「長寿と長命は違う」という声も聞かれるようになりました。日本はけっして長寿国なのではなく、単なる長命国にすぎない、というわけです。まったくそのとおりだと思います。

私のように、90歳を過ぎても現役でいられる人間が増えたときに、初めて、日本は真の意味での「長寿国」になれるのではないでしょうか。

本書で紹介されている栄養補完食品についてのお問い合わせは、
左記にお願いいたします

株式会社　メグビー
〒100－0006　https://www.megv.co.jp
東京都千代田区有楽町1－1－2日比谷三井タワー12F
TEL（03）6774－7140
FAX（03）6800－5260

本書は２００９年７月に小社より『医学常識はウソだらけ』
として黄金文庫で発行された作品を底本に、再編集したものです。

医学常識《いがくじょうしき》はウソだらけ　図解版《ずかいばん》
分子生物学《ぶんしせいぶつがく》が明《あ》かす「生命《せいめい》の法則《ほうそく》」

平成29年１月10日　初版第１刷発行
令和６年９月10日　　　第７刷発行

著　者　三石《みついし》　巌《いわお》
発行者　辻　浩明
発行所　祥伝社《しょうでんしゃ》
〒101-8701
東京都千代田区神田神保町3-3
☎03(3265)2081(販売)
☎03(3265)1084(編集)
☎03(3265)3622(製作)
印　刷　錦明印刷
製　本　ナショナル製本

ISBN978-4-396-61590-1 C0047
祥伝社のホームページ・www.shodensha.co.jp
Printed in Japan